別冊 the **Quintessence** クインテッセンス **YEARBOOK 2025**

8ステップで学ぶ！
自家歯牙移植

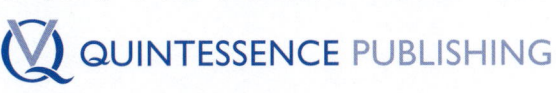

クインテッセンス出版株式会社　2025

Q QUINTESSENCE PUBLISHING

Berlin | Chicago | Tokyo
Barcelona | London | Milan | Paris | Prague | Seoul | Warsaw
Beijing | Istanbul | Sao Paulo | Sydney | Zagreb

序文

　2024年7月12日から15日までの4日間，東京で第22回国際外傷歯学会世界大会(22nd World Congress on Dental Traumatology)が開催された．当初の予想(期待)をはるかに上回る518名の海外参加者と500名を超える国内参加者を得て，大会は成功裏に終了した．

　筆者は，16年前に第15回世界大会を地元名古屋で開催したが，その主な開催目的は日本の外傷歯学の啓発であった．しかし，今回の学会の特徴は，外傷歯学の啓発にとどまらず，自家歯牙移植(以下，移植と略)の普及にあったように感じた．移植に関するセッション会場はどれも満員の聴衆で溢れ，急遽設けられたサテライト会場も混雑するほどであった．ポスタープレゼンテーションの演題も移植に関するものが多く，移植への関心の高さがうかがわれた．今回，ザ・クインテッセンス編集部が2025年のYEARBOOKとして移植をテーマにしたのは，このような背景があったことに少なからず由来する．

　また，日本は他国より移植に対して関心が高く，スタディグループ間で継続的に独自の移植文化を形成してきたように感じている．このことは，ともすると個人間で，術式，適応症，生物学的考察の相違(ズレ)を生じさせていたかもしれない．もしそうであれば，今回のYEARBOOKを通して，ズレが少しでも回避できることも企画目的の1つとした．日本の移植学の正しい発展と定着に，この企画が寄与することを願いたい．

2024年11月

月星光博

Contents

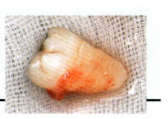
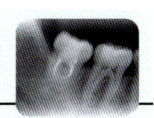
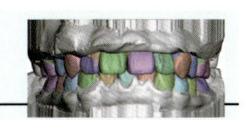

STEP 06　移植歯の歯冠修復

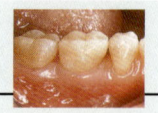

STEP 07　術後管理

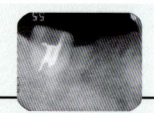

STEP 08　意図的再植，外科的挺出

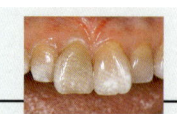

執筆者一覧

監著

月星光博　愛知県開業・月星歯科クリニック

泉　英之　滋賀県開業・泉歯科医院

著（50音順）

相宮秀俊　愛知県開業・吹上みなみ歯科

飯田吉郎　愛知県開業・ナディアパークデンタルクリニック

斎田寛之　埼玉県開業・斉田歯科医院

佐藤俊一郎　熊本県開業・佐藤歯科クリニック

月星太介　愛知県勤務・月星歯科クリニック

月星陽介　愛知県勤務・月星歯科クリニック

平井友成　福岡県開業・平井歯科クリニック

福場駿介　東京科学大学大学院医歯学総合研究科口腔再生再建学分野／口腔インプラント科

吉田健二　大阪府開業・吉田歯科医院

Dick Barendregt　Proclin Rotterdam, Clinic for Periodontology, Endodontics and Restorative Dentistry

Eggink Edwin　Proclin Rotterdam, Clinic for Periodontology, Endodontics and Restorative Dentistry

Manfred Leunisse　Proclin Rotterdam, Clinic for Periodontology, Endodontics and Restorative Dentistry

知っておきたい自家歯牙移植における保険請求のしかた

　自家歯牙移植は，埋伏歯または智歯の場合に保険で算定することができます．本項では，

・歯の移植手術
・歯の移植手術(抜歯後待時移植)
・外傷性歯の脱臼時の再植

においてどのように請求できるのかについて，『歯科保険請求2024』(クインテッセンス出版刊)より抜粋して掲載します．

歯の移植

1,300(1,950)点	・埋伏歯または智歯の場合に算定可
	・移植歯の抜歯は抜歯270点，抜歯(270点)＋難抜歯加算(230点)，または埋伏歯1,080点を算定する(実態に応じて)
	・暫間固定は困難なものの500点を算定
	・$\overline{8}$を$\overline{7}$に移植した場合，以後この歯は$\overline{7}$となる
	・欠損部への移植は不可であったが，平成26年4月改定で「抜歯と同時」の文言が削除された

歯の移植手術

⌈7 Per, 8⌉半埋伏歯

月　日	部　位	療　法　・　処　置	点　数	負担金徴収額
6/1		初診＋医情 2	267＋1	
	⌈7	C_4残根状態　要抜歯		
		X線(D)デジタル「電」1 枚	58	
6/8		再診＋明細	58＋1	
	8⌉	OA(ジンジカインゲル)浸麻(オーラ注歯科用Ct 1.8mL　1.8mL)	11	
		抜歯　難抜歯加算(骨の開削)	270＋230	※ 1
	⌈7	OA(ジンジカインゲル)浸麻(オーラ注歯科用Ct 1.8mL　1.8mL)	11	
		抜歯	／	
		移植術 8⌉を⌈7 部に移植	1,300	
		縫合 3 針	／	
	⌈6 7	暫間固定(困難)　スーパーボンドで固定	500	
		Rp) サワシリン錠250　250mg　3 T ｝分 3　毎食後　5 日分 ロキソニン錠60mg　60mg　3 T	8×5	
		㊇＋㊈＋㊉ (処＋調＋薬情)	42＋11＋4	
6/15		再診＋明細	58＋1	
	8⌉7	抜糸	／	
		X線(D)デジタル「電」1 枚　移植歯と移植窩との関連の異常所見等の確認良好	48	
		レセプト略　6 月分　実日数 3 日　計2,911点		

※ 1　「歯の移植を受ける部位」と「移植のための歯を提供する部位」は同一手術野にあたらないため，下記のように算定してよい．

［歯の移植を受ける部位］
保存不適の歯の抜歯→算定不可
歯の移植→歯の移植手術料算定

［移植のための歯を提供する部位］
移植される歯の抜歯→抜歯料を算定

［解説］

歯の移植手術は，保存不適で抜歯した歯の抜歯窩に，同一患者から抜去した埋伏歯または智歯を移植した場合に限り算定できる．移植する歯の抜歯については，実態に応じて抜歯，抜歯(難抜歯加算)または埋伏歯抜歯を算定する．

歯の移植術と一連で行った抜髄，根管貼薬処置，根管充填および加圧根管充填処置にかかわる費用は，別に算定できる．

カルテおよびレセプトの「**摘要**」**欄**には，手術部位を記載する．

なお，歯の再植術を算定する場合は「手術部位」および「再植の理由」を記載する．移植手術を算定する場合は「手術部位」を記載(「傷病名部位」欄から特定できる場合は省略できる)．

［ワンポイント］
8⌉は移植後は⌈7 と記載する．

歯の移植手術（抜歯後待時移植）

$\overline{6}$ Per, $\overline{8}$ 半埋伏歯

月　日	部　位	療　法　・　処　置	点　数	負担金徴収額
6/1		初診＋医情 2	267＋1	
	$\overline{6}$	$\overline{6}$　C₄, Per, 要抜歯		
	$\overline{8}$	X 線(D)デジタル「電」1 枚：根尖含め周囲骨吸収像認め，抜歯適応	38	
		$\overline{8}$半埋伏を認め，$\overline{6}$部への移植可能かを検討		
		X 線(パノラマ)デジタル「パ電」1 枚：$\overline{6}$根尖は下顎管と近接，抜歯直後は感染組織の残存リスクあり	402	
		$\overline{8}$の半埋伏歯は，下顎管と接せず，根の長さ・大きさも，移植提供歯として適当		
		→$\overline{6}$の抜歯後治癒確認後に歯の移植を計画		
		歯管(80/100)　文書提供加算(内容略)	80＋10	
6/8		再診＋明細	58＋1	
	$\overline{6}$	$\overline{6}$　OA(ハリケインゲル)浸麻(歯科用キシロカインCt 1.8mL　1.8mL)	10	
		抜歯	270	
		Rp) サワシリン錠250　250mg　3 T　分 3　毎食後　3 日分	5×3	
		ロキソニン錠60mg　60mg　1 T　疼痛時　3 回分	1×3	
		㊍＋㊪＋㊕	42＋11＋4	
6/15		再診＋明細	58＋1	
		$\overline{6}$　抜歯窩治癒良好		
		レセプト略　6 月分　実日数 3 日　計1,271点		

月　日	部　位	療　法　・　処　置	点　数	負担金徴収額
8/10		再診＋明細	58＋1	
	$\overline{6}$	$\overline{6}$　X 線で症状確認　X 線(D)デジタル「電」1 枚	48	
		抜歯窩は上皮化し，X 線画像上の異常な歯槽骨の変化は認めず		
		歯管　文書提供加算(内容略)	100＋10	
		次回，歯の移植		
8/17		再診＋明細	58＋1	
	$\overline{8}$	OA(ハリケインゲル)浸麻(歯科用キシロカインCt 1.8mL　1.8mL)	10	
		$\overline{8}$　抜歯　難抜歯加算(骨の開削)　縫合 2 針	270＋230	
		OA(ハリケインゲル)浸麻(歯科用キシロカインCt 1.8mL　1.8mL)	10	
		$\overline{6}$部　歯肉剥離し，抜歯窩を移植提供歯の大きさに開削	1,300	
		適合させて移植　縫合 3 針		
		$\overline{5\ 6\ 7}$　暫間固定　スーパーボンドで固定	500	
		Rp) サワシリン錠250　250mg　3 T ⎫ 分 3　毎食後　5 日分	8×5	
		ロキソニン錠60mg　60mg　3 T ⎭		
		㊍＋㊪＋㊕	42＋11＋4	
8/24		再診＋明細	58＋1	
	$\overline{8}\overline{6}$	$\overline{6}$, $\overline{8}$　抜糸　創部良好		
		$\overline{6}$　X 線(D)デジタル「電」1 枚　移植歯の位置，適合に問題なく異常所見なし	48	
		レセプト略　8 月分　実日数 3 日　計2,800点		

外傷性歯の脱臼時の再植

1|1 外傷による脱臼 Pu エシ　2|2 歯の破折の疑い

月　日	部　位	療　法　・　処　置	点　数	負担金徴収額
6/1		初診＋医情2	267＋1	
		転倒して上顎前歯部を打撲		
	1|1	歯槽窩から一時脱落したが，ただちに自分で再植して来院		
	2 1|1 2	X線(D)デジタル「電」2枚　歯冠－歯根破折(－)	58×2	
		OA(ハリケインゲル)浸麻(オーラ注歯科用 Ct 1.8mL　1.8mL)	11	
	1|1	歯の再植術	1,300×2	
		歯根膜の状態を観察後，再植術を行う　3針縫合		
	3＋3	TFix(困難)　スーパーボンドで固定	500	
	1|1	X線(D)デジタル「電」1枚　歯槽内に戻っていることを確認	48	
		Rp) サワシリン錠250　　250mg　3T ⎫ 　　　ロキソニン錠60mg　　60mg　3T ⎬ 分3　毎食後　3日分 　　　　　　　　　　　　　　　　　　⎭	8×3	※1
		㊢＋㊪＋薬情	42＋11＋4	
6/5		再診＋明細	58＋1	
	1|1	歯科疾患管理料(80/100)　文書提供加算(内容略)	80＋10	
6/6		再診＋明細	58＋1	
	1|1	固定良好	／	
6/8		再診＋明細	58＋1	
	1|1	抜糸	／	
6/22		再診＋明細	58＋1	
	1|1	感根処　1|1　EMR　23mm　#80　NC　FC　EZ	160×2＋30×2	※2
6/28		再診＋明細	58＋1	
	1|1	根充　NC　キャナルス　G.ポイント	72×2	
		加圧根管充填処置　X線(D)デジタル「電」1枚　(根充良好)	139×2＋48	
		レセプト略　6月分　実日数6日　計4,859点		

※1　同時に複数の内服薬を投与した場合(服用時点，服用回数がすべて同一)でも，1日分の薬価の合計が205円以下(21点未満)の場合は，1種類として取り扱う．

※2　歯髄処置は再植術当日でなく，後日行うほうがよい．

[解説]

(1)**外傷性歯の脱臼時の再植**(1歯につき1,300点)．
暫間固定は，暫間固定術(困難なもの)に準じて500点＋30点(装着料)＋装着材料料(1歯につき)を算定する．エナメルボンドシステムのみによる場合は装着料，装置材料料は算定できない．固定装置の除去は1装置につき30点算定できる．

(2)歯の再植術は，外傷性の歯の脱臼に対して歯の再植術を行った場合に算定する．なお，歯内治療では治療が困難な根尖病巣を有する保存が可能な大臼歯および小臼歯であって，解剖学的な理由から歯根端切除が困難な症例に対して再植を行った場合は1,300点を算定する．
再植術とあわせて，同時に行った根管治療にかかわる費用は，抜髄および根管充填および加圧根管充填処置に限り別に算定できる．幼若永久前歯の外傷性歯牙脱臼時に再植術を行い，歯内療法を後日実施した場合には，歯内療法にかかわる費用は別に算定できる．カルテおよびレセプトの「摘要」欄に，手術部位および再植の理由を記載する．

歯根完成歯の再植では，炎症性根吸収や歯冠の変色の防止のため，歯髄処置を必要とする．歯髄処置は，歯根膜損傷予防のためには後日行ったほうがよい．外傷性歯牙脱臼歯の保存状態が良好で，歯根膜損傷が軽微の場合，長期の保存が期待できる．しかし，多くの脱落歯の保存状態は悪いため，再植歯の骨性癒着・置換性吸収が起きやすい．通常，暫間固定は必要とされる．

(3)暫間固定の除去料30点が算定できる(エナメルボンド固定でも可)．

(4)亜脱臼の症例では，整復は容易で暫間固定(困難)だけの算定でも可とされている．

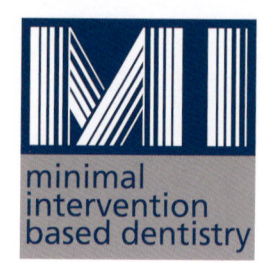
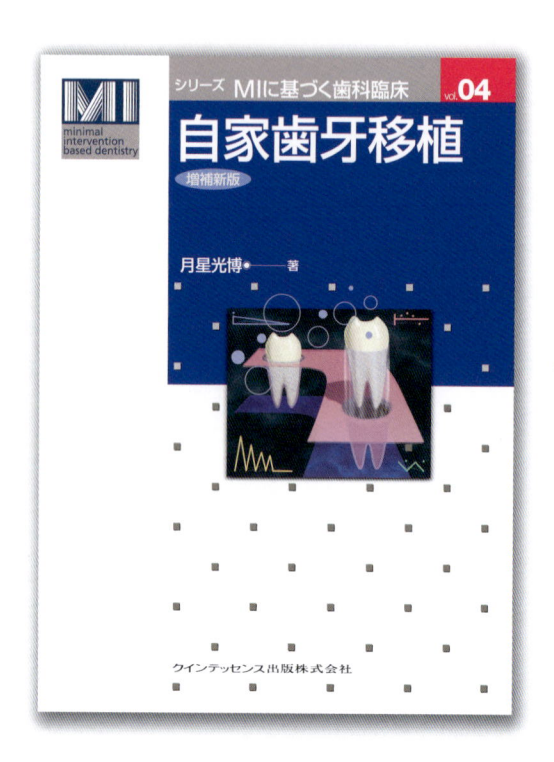
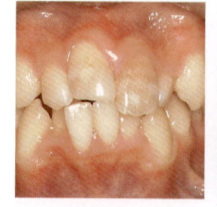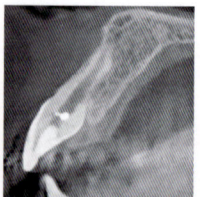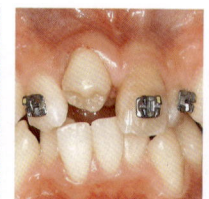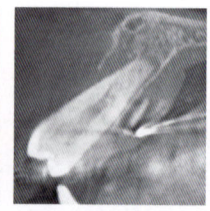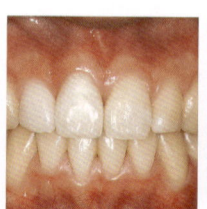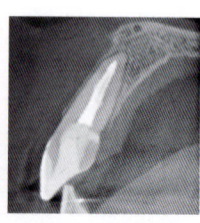

総論／特別寄稿

自家歯牙移植の流れと成功のポイント

Procedures and Key Points for Success in Autotransplantation of Teeth

月星光博

愛知県開業　月星歯科クリニック
連絡先：〒497-0050 愛知県海部郡蟹江町学戸6-8

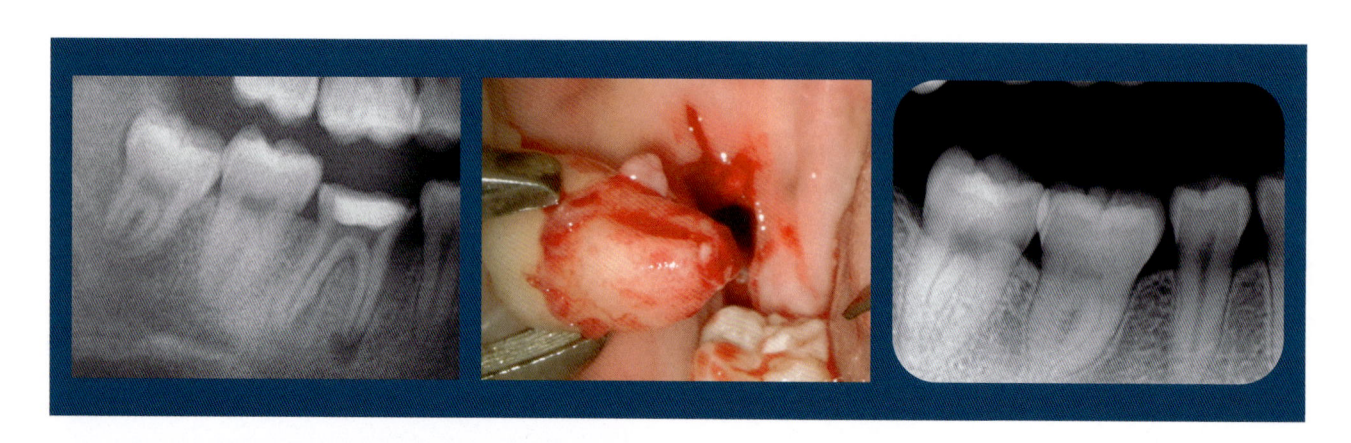

はじめに

　歯の喪失は，口腔疾患や歯の外傷の結果生じる．とくに若年者の場合，歯の喪失や治療の見込みがない歯を治療するための方法はいくつかあるが，既存の選択肢のほとんど(矯正歯科治療，可撤性部分床義歯，インプラントなど)は，成長中の顎骨の性質上，小児には困難をともなう．

　歯の自家移植とは，患者の歯列内の別の機能する歯で，歯を置き換えることである．自家移植は，小児や青年だけでなく，成人患者の歯の喪失の場合にも有望な治療法の選択肢となる．

　自家移植は技術に敏感な手順であり，移植した歯の長期的な成功と生存の可能性を高めるために，適切で徹底した治療計画と，慎重で知識に基づいた実行が必要である．

　本稿では，1症例を用いて自家歯牙移植を成功へ導くための手順の計画と術式の要点について解説する．なお，本稿の症例および解説は，Tsukiboshi M, Tsukiboshi C, Levin L. A step-by step guide for autotransplantation of teeth. Dent Traumatol. 2023 Jul：39 Suppl 1：70-80. Epub 2023 Feb 3より許可を得て修正・転載したものであることを明記する．

1. 適応症の判断基準

　自家歯牙移植を成功させるためには，まず適応症かどうかの明確な判断基準をもつことが重要である．一般的な移植の適応症の判断基準として，以下の項目を挙げることができる．

・同一口腔内に保存不可能な歯と第三大臼歯などの不要な歯がある．
・ドナー歯がシンプルで抜歯しやすい形態(単根，円錐形，砲弾型など)で，受容側の骨幅がドナー歯

保存が困難な第一大臼歯部位への第三大臼歯の移植

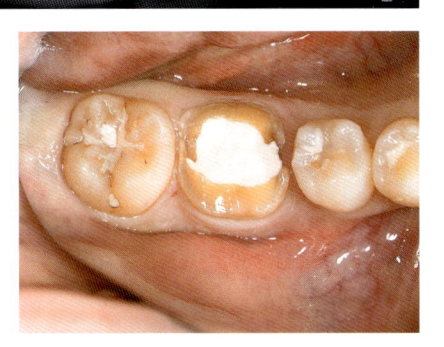

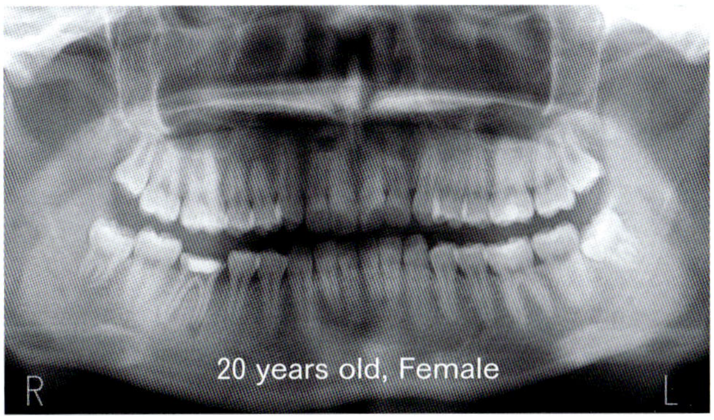

20 years old, Female
R
L

図1a　初診時パノラマエックス線写真．20歳，女性．保存困難な6|部へ第三大臼歯の移植を希望して来院．6|近心根に垂直性の歯根破折が疑われた．

図1b｜図1c

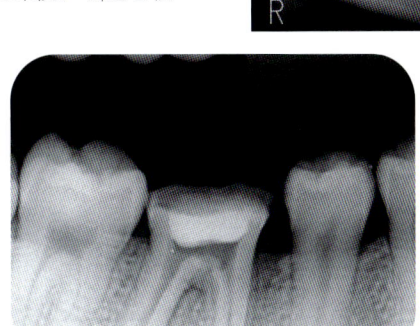

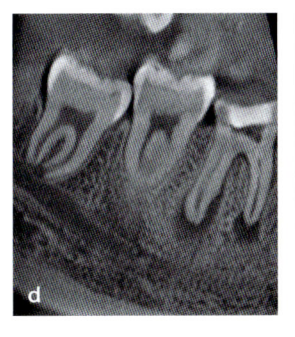

図1b　術前の6|部デンタルエックス線写真．
図1c　術前の6|部咬合面観．

d
e
f

図1d　下顎右側大臼歯部のCBCT sagittal画像．6|の予後は不良に思われる．ドナー歯の埋伏第三大臼歯(8|)は，歯根の発育段階がstage 5の後半であり，移植後の歯髄の治癒がなんとか期待できると思われた．また，歯根形態も抜歯に支障をきたさないと判断された．
図1e　6|の遠心根周囲のCBCT coronal画像．
図1f　下顎右側大臼歯部のCBCT axial画像．ドナー歯を受け入れるのに十分な骨幅がある．

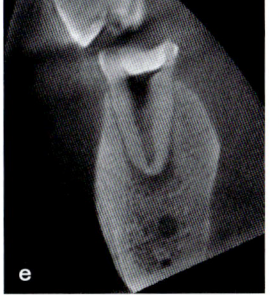

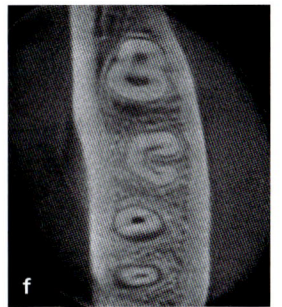

より広いほうが好ましい．

・歯根未完成歯の移植では，ドナー歯の歯根の発育段階が理想的にはstage 4～5である．しかし，stage 6でも(根尖孔の直径が1mm以上開いていれば)，リバスクラリゼーション(歯髄の治癒)が期待できる．逆に，stage 3では歯髄の治癒はより起こりやすいが，歯根発育が止まった場合，歯冠-歯根比が悪くなるかもしれない(注：筆者は歯冠-歯根比を重要視していない)．
・ドナー歯が歯根完成歯である場合，患者の年齢が若い(できれば30歳以下である)ことが好ましい．
・移植が他の治療法(インプラント，ブリッジ，可撤性義歯など)に比べ，より多くの利点があると判断された場合に移植を第一選択としたい．判断基準として，治療期間，料金，機能，予知性，生物学的許容性(歯根膜の有する歯周組織の再生，維持能力，歯牙移動が利用できる)などが挙げられる．

したがって，自家歯牙移植の適応症は極めて限られていると言わざるをえないのはやむをえない．

2．検査，診断

パノラマエックス線写真検査(**図1a**)，デンタルエックス線写真検査(**図1b**)，臨床写真検査(**図1c**)，CBCT画像検査(**図1d～f**)，プロービング検査などで，受容側にある歯の保存可否，ソケットの状態

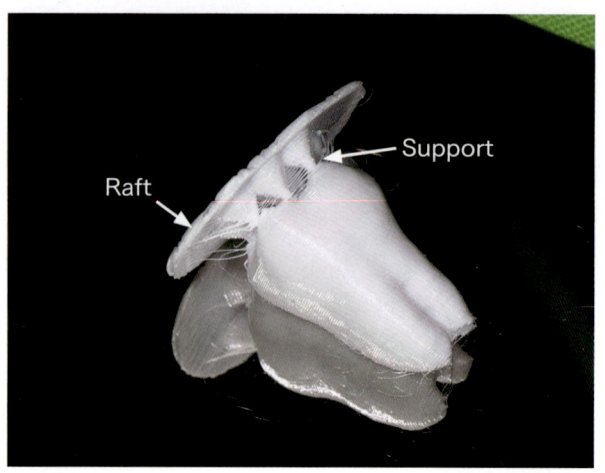

図1g CBCT画像のDICOMデータから製作されたドナー歯のプラスチックレプリカ. レプリカは常温滅菌システムで滅菌して使用する. レプリカはラフトとサポートを取り付けたままのものと, それらから切り離したものの両方を用意しておくと便利である.

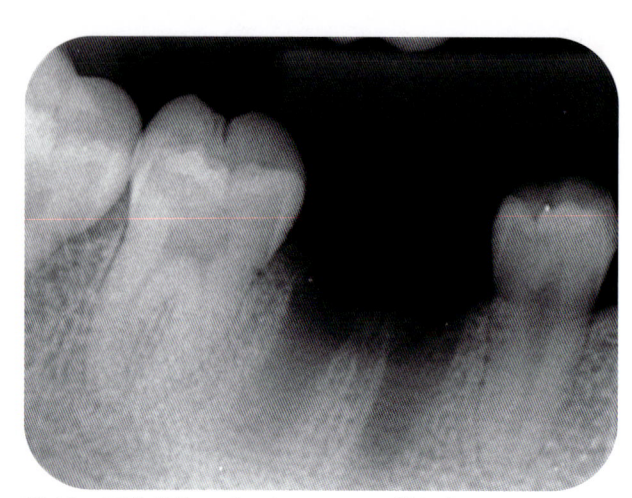

図1h 6 抜歯後のデンタルエックス線写真.

（骨幅, 骨レベルなど）, ドナー歯の形態, 歯根未完成歯では歯根の発育段階を把握する. そして, 上記の適応症にかなうかどうかを判断する.

3. 外科術式

1）レプリカの製作

近年では, CBCTから得られたDICOMデータを基にドナー歯のレプリカを製作することで, 試適時のドナー歯の歯根膜への機械的ダメージを最小限に抑えることができるようになった（図1g）.

2）受容側とドナー側の麻酔

口腔清掃, 術野の消毒の後, 受容側, ドナー側の順に局所麻酔を行う.

3）受容側の抜歯と移植床の形成

抜歯同時移植（immediate transplantation）の場合, 受容側にある保存不可能な歯の抜歯をまず行う（図1h）. 根尖病変のある歯では, 病変部にある肉芽組織は徹底的に除去するが, 抜歯窩の歯根膜は可及的に掻爬しないように注意する. 抜歯後日移植（delayed transplantation）の場合は, 受容側の歯を移植の3～4週間前に抜歯を行っておく.

隣在歯の隅角部まで歯肉溝切開を入れてから, 移植床の歯槽堤が2～3mm露出する程度にフラップを開ける（図1i）. 外科用のラウンドバー（図1j）やインプラント用ドリル（図1k）を用いて, おおよその大きさの移植床を形成する（図1l）. ドリルの回転数は約2,000回転とし, 生理食塩水の注水下で行う.

4）移植床へのレプリカの試適

形成された移植床にドナー歯と同型のレプリカを試適する（図1m）. レプリカが適切な位置まで植立できなければ, 形成の十分でない場所を特定して再形成（削合）する必要がある.

削合すべき場所は, レプリカを移植床に入れて, 近遠心または頬舌側に揺らすことでおおむね判明する. 頬舌側に揺れて近遠心側には揺れない場合, 近遠心的に移植床を拡大し, 近遠心的に揺れて頬舌側的に揺れない場合は頬舌側を削合する（図1n）. レプリカがどちら方向にも動く場合は, 根尖側を拡大する. 下顎管や舌側口腔底にダメージが及ばないように注意深く行う.

レプリカがない場合は, 次項のドナー歯の抜歯を行い, 実際の歯で上記の試適と再削合を行う必要に迫られる（歯根膜に機械的なダメージが加わる）.

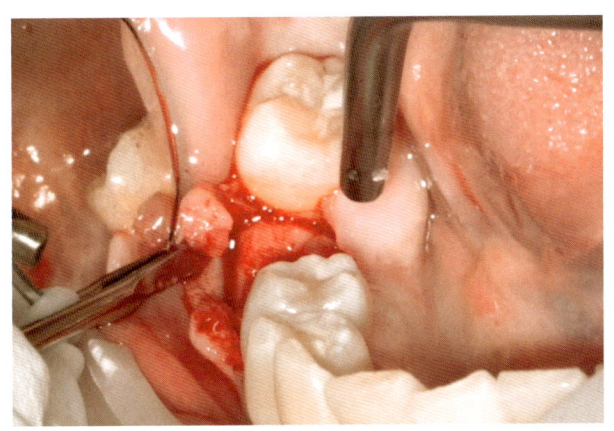

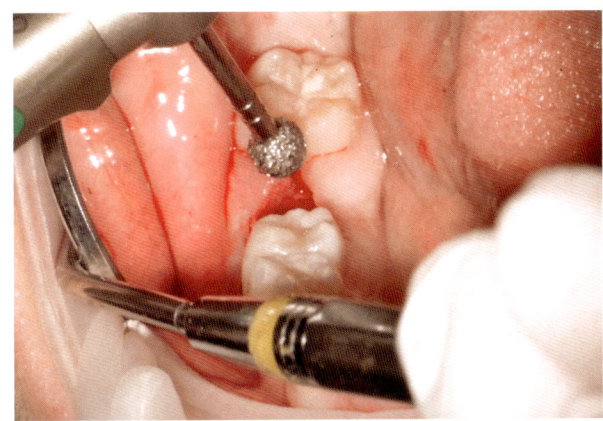

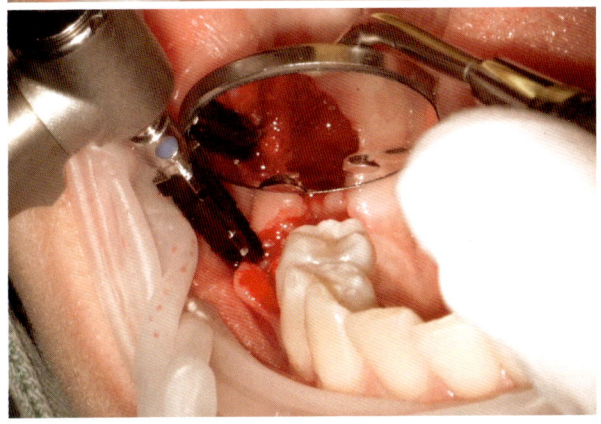

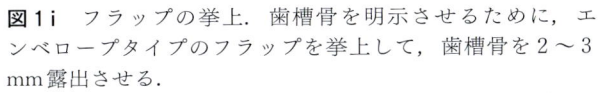

図1i 図1j
図1k

図1i　フラップの挙上．歯槽骨を明示させるために，エンベロープタイプのフラップを挙上して，歯槽骨を2〜3mm露出させる．

図1j,k　移植床の形成．外科用ラウンドバーとインプラントバーを使用して，生理食塩水注水下で約2,000回転で移植床を形成する．第一大臼歯部位では，分岐部の歯槽中隔をまず除去する．

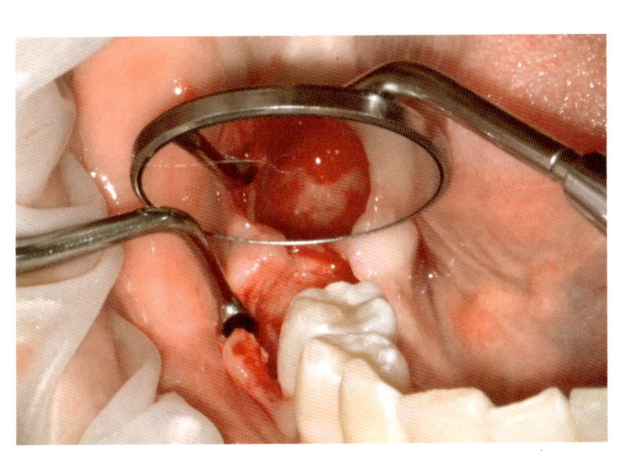

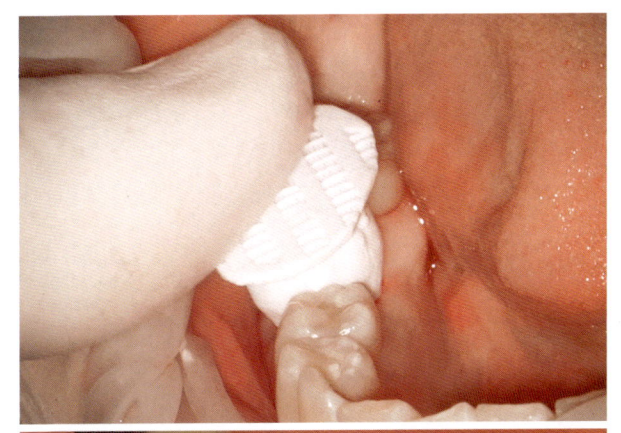

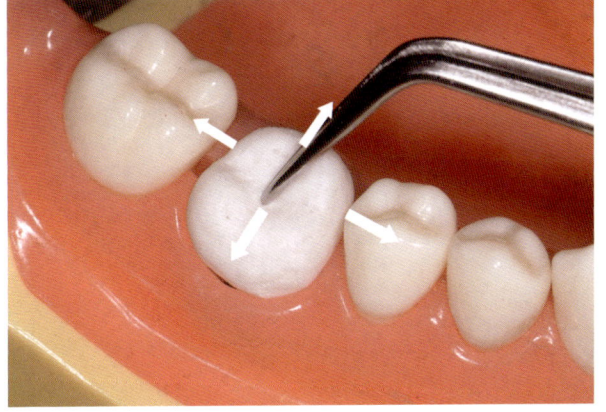

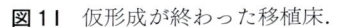

図1l 図1m
図1n

図1l　仮形成が終わった移植床．

図1m　レプリカの試適．仮形成された移植床へレプリカを挿入して，適合性を確認する．

図1n　レプリカを頬舌方向または近遠心方向に動かして干渉部分を見つける．たとえば，頬舌方向のレプリカの動きが制限されている場合，移植床を頬舌方向にさらに拡大する必要があることがわかる．

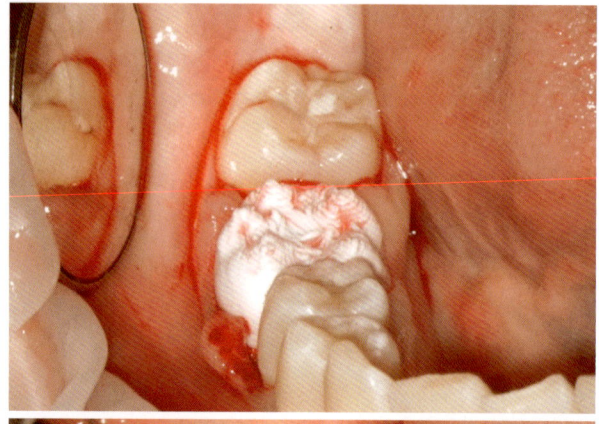

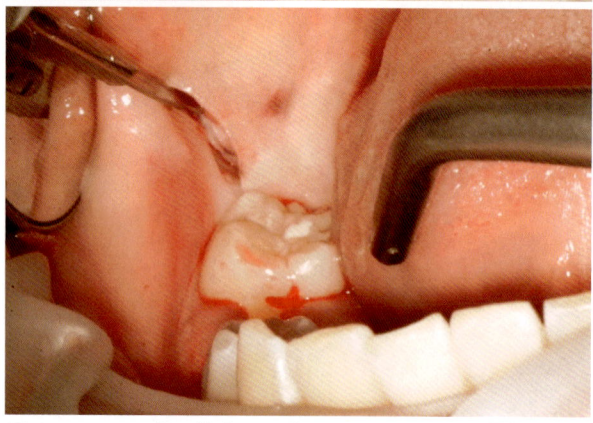

図1p　ドナー歯の抜歯．埋伏しているドナー歯（⑧）の抜歯を行うためにフラップを開ける．

図1o　ラフトに取り付けられていないレプリカを利用しての2回目の試適．レプリカが咬合を妨げないぐらい深く植立できるまで移植床を形成できれば，移植床の形成は終了である．

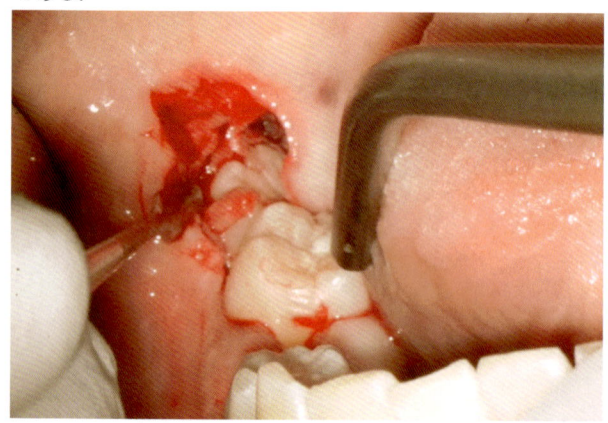

図1q　ドナー歯の歯冠を露出させる．

5）対合関係の確認

歯根未完成歯の移植では，基本的に咬合調整は行わない．エナメル質を越えて削合し象牙細管が露出した場合，歯髄感染が起きるため歯髄の治癒が期待できない．したがって，歯根未完成歯の移植では，咬合調整が不必要な範囲で可及的に深く植立することが推奨される（**図1o**）．レプリカの試適の段階でこの確認作業を行う（**図1o**）．

6）移植歯（ドナー歯）の抜歯

移植床の形成が完了したら，移植歯の抜歯を行う（**図1p〜t**）．移植歯が埋伏している場合，歯肉弁を翻転し（**図1p, q**），必要なら歯冠を覆っている骨を外科用のラウンドバーやピエゾトーム（**図1r**）などを用いて慎重に除去する．歯冠が露出したら（最初から露出している場合も），メスを歯肉溝へ挿入し（**図1s**），歯根膜が移植歯にできるだけ付着するよ

うに配慮する．挺子および鉗子を用いて，ゆっくりと移植歯を脱臼させる（**図1t**）．

7）ドナー歯の植立（試適）

抜歯したドナー歯を直接移植床へ植立（試適）し，レプリカを参考に形成した移植床に適合するかどうかを確認する（**図1u**）．この状態で，エックス線写真で適合を確認する（**図1v**）．

8）移植床の歯肉弁の縫合

いったんドナー歯（以後，移植歯と呼ぶ）を移植床から取り出し，元の抜歯窩または生理食塩水中に保存する．そして，歯肉弁の縫合に取りかかる（**図1w**）．移植歯を植立する前に歯肉弁を縫合することで，より緊密に移植歯と歯肉弁を適合させることができる．移植歯周囲を隙間なく歯肉弁で封鎖することが成功へのカギとなる

まず，遠心の歯肉弁を縫合糸，結び目を遠心頬側

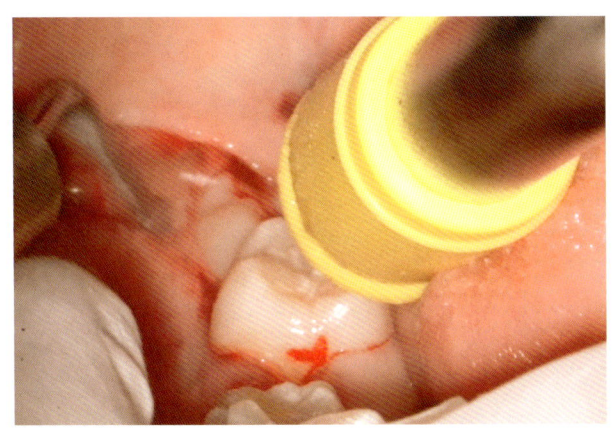

図1r ピエゾトームを使用してドナー歯の歯冠を覆っている骨を除去する.

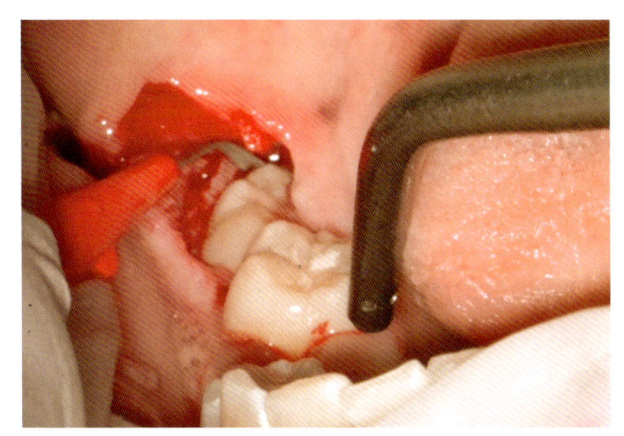

図1s ドナー歯の歯肉溝へ眼科用メスを挿入し,歯根膜を離断する.

図1t ドナー歯をエレベーターでゆっくり脱臼させてから,鉗子で把持して抜歯する.根尖にはヘルトヴィッヒの上皮鞘が付着していることに注目.

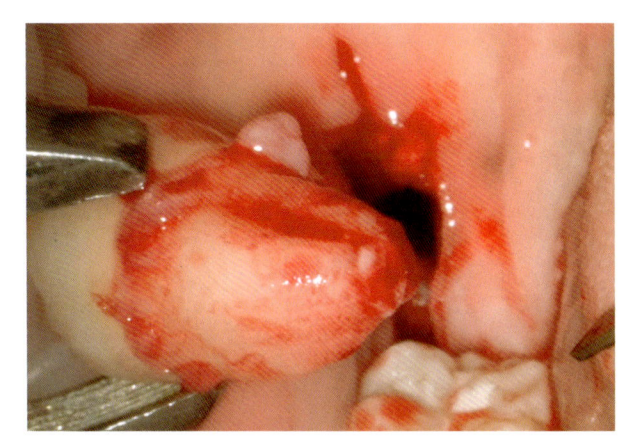

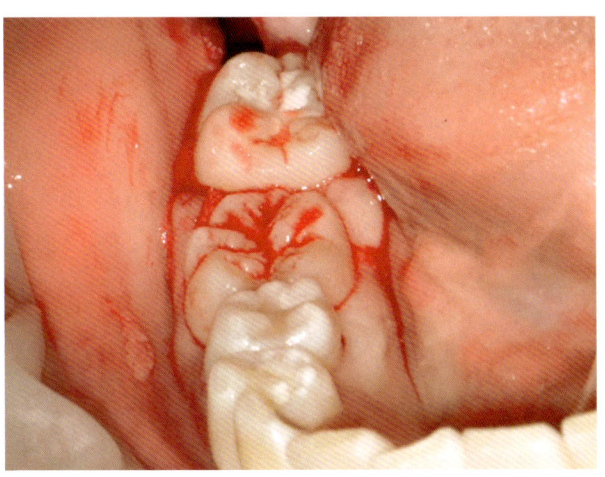

図1u ドナー歯と移植床の適合確認.

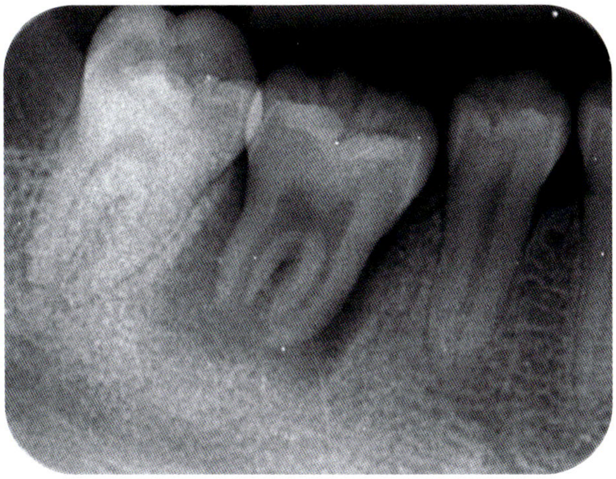

図1v デンタルエックス写真で確認.

に置く(**図1w**).また,一方の糸を約4cm残した状態にしておく.次に,近心の歯肉弁を縫合するが,外科一重結びの段階で止め,この段階で移植歯を移植床に戻す(**図1x**).

つづいて,外科二重結びを行い,移植歯周囲が歯肉弁でしっかりと封鎖されるようにする.縫合糸は切らずに残した状態にしておく.

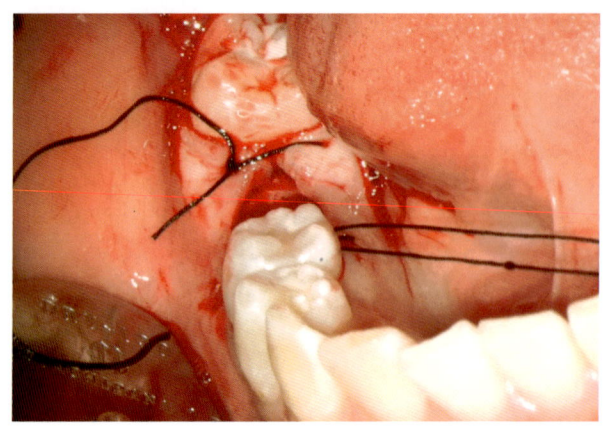

図1w 移植歯を元の抜歯窩に戻してから，受容側のフラップを縫合する．遠心のフラップを縫合して，片方の糸を約4cm残してカットする．近心は外科結び1回のみとし，遠心と対角線上に結び目を位置させる．

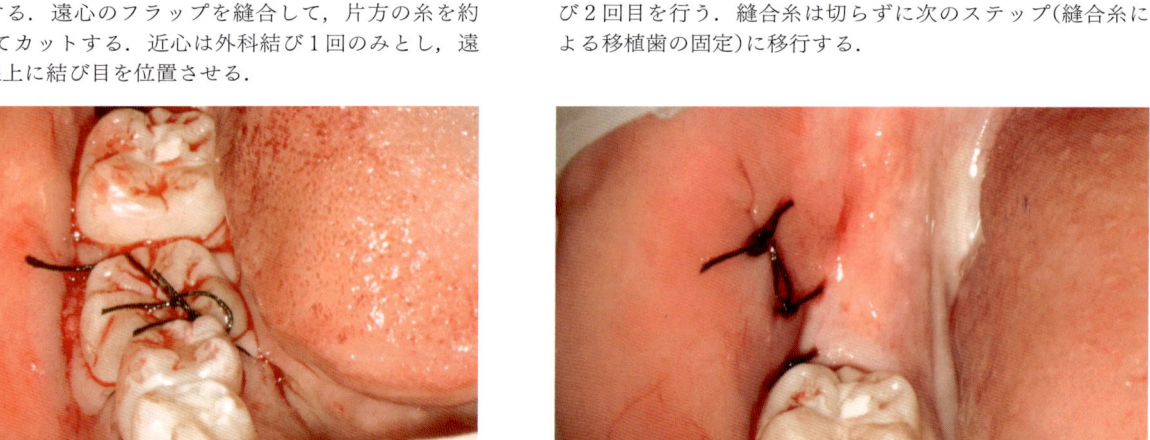

図1x 移植歯を再び移植床に挿入させ，近心の糸を外科結び2回目を行う．縫合糸は切らずに次のステップ（縫合糸による移植歯の固定）に移行する．

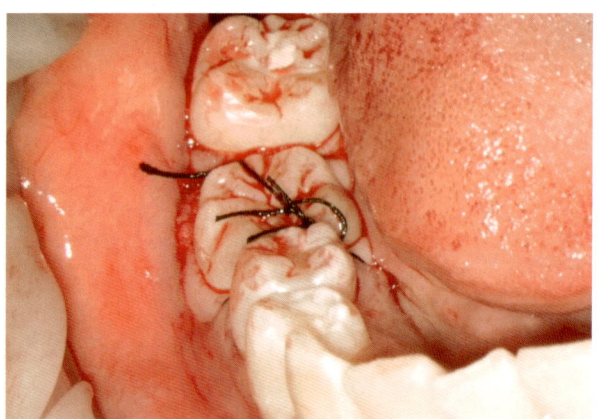

図1y 移植歯の咬合面でクロス縫合して移植歯を固定する．

図1z ドナー部位の縫合を行う．

9）移植歯の固定

近心の縫合糸と遠心に残しておいた縫合糸を利用して，移植歯を固定する（**図1y**）．手術当日はよほど移植歯の動揺がない限り，縫合糸のみで移植歯の固定を行うのが簡便で，手術時間を短縮でき，術者，患者ともに負担が軽減する．移植部位の縫合が完了したら，ドナー歯の抜歯部位の縫合を行う（**図1z**）．

10）サージカルドレッシングと投薬

術後の治癒でまず大切なことは，移植歯周囲からの感染を防ぐことである．したがって，移植歯周囲を歯肉弁で緊密に縫合することと，サージカルドレッシングで創傷部位を保護することが大切と考えられる（**図1aa, bb**）．

サージカルドレッシングを保持するために，リンガルボタンを利用する．リンガルボタンをグラスアイオノマーセメント（GIC）で隣在歯に接着する（**図1aa**）．GICは口腔内では約1分で硬化し，前処理なしで金属や歯質に接着するので簡便である．また，感染の防止を目的として，抗生剤を3日間投与する．

11）ドレッシングの除去，抜糸，ワイヤー固定，固定の除去

サージカルドレッシング，縫合糸，リンガルボタンは通常術後7日目に除去する．移植歯の動揺が大きい場合，この日にワイヤーと接着性レジンによる固定を行う（**図1cc**）．このタイプの固定は，通常約1か月後に除去する（**図1dd**）．しかし，受容側の骨欠損が大きく，移植歯の動揺度が大きい場合，固定をさらに数か月延長する場合もある．

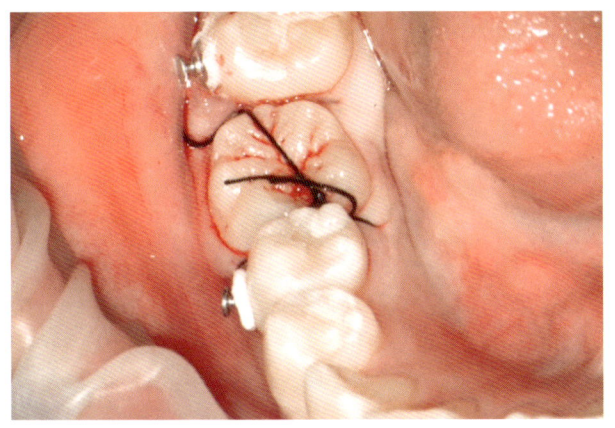

図1 aa　サージカルドレッシングの保持のための，リンガルボタンをグラスアイオノマーセメントで両隣在歯に接着する．

図1 bb　創面を細菌感染から保護するためのサージカルドレッシングで移植創を覆う．ドレッシングと縫合糸は術後1週間で除去する．

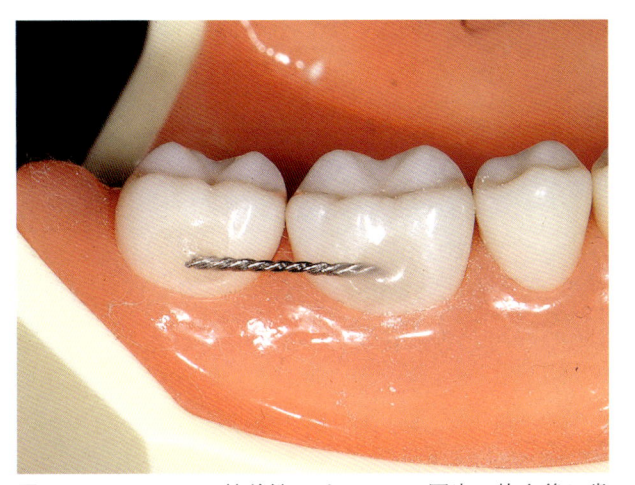

図1 cc　ワイヤーと接着性レジンによる固定．抜糸後に歯の動揺が大きい場合，ワイヤーと接着性レジンを用いて移植歯と隣接歯を1か月間固定する．実際の症例では，小臼歯と移植歯を固定した．

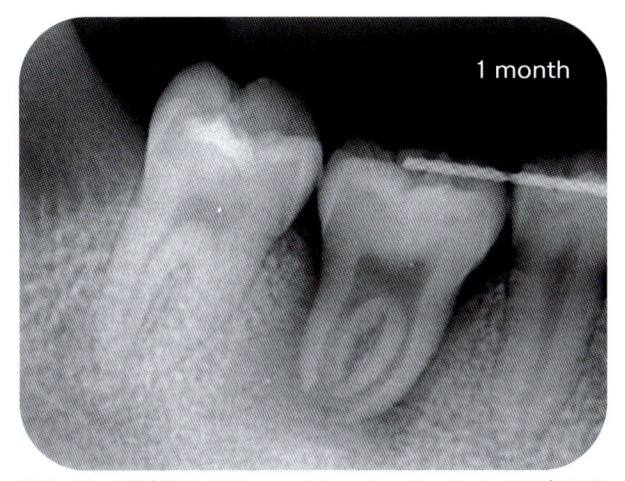

図1 dd　移植後1か月．ワイヤーとレジンによる固定を外す直前．

4．経過観察

　歯根未完成歯では，歯髄の治癒，歯根発育が期待できる．しかし，先にも考察したが，炎症性吸収を見落とさないように，術後3か月間は毎月エックス線写真を撮影し，問題（炎症性吸収や根尖病変）が生じていないかを注意深く観察する（**図1 ee, ff**）．順調であれば，移植歯は通常6〜12か月でEPTに正の応答を示すようになる（**図1 gg, hh**）．6か月以降は，歯髄閉塞，歯根発育を1年後（**図1 ii, jj**），2年後，3年後と観察し（**図1 kk, ll**），その後は，可能であれば数年ごとにエックス線写真検査を行っていく．

5．根管処置

　歯根完成歯を移植した場合，移植歯の根管処置を行う必要がある．また，根未完成歯でも，移植後の歯髄治癒が起こらなかった場合，やはり根管処置が必要になる．

　歯根完成歯で最初から根管処置の必要な症例では，移植前に移植歯の根管処置を済ませておくか，移植後に行う．埋伏歯などでは移植後に根管処置を行わざるを得ないが，根管処置は移植した2週間後に開始し，その日は冠部歯髄の除去に止める（動揺度が大きいのでラバーダムはできない）．

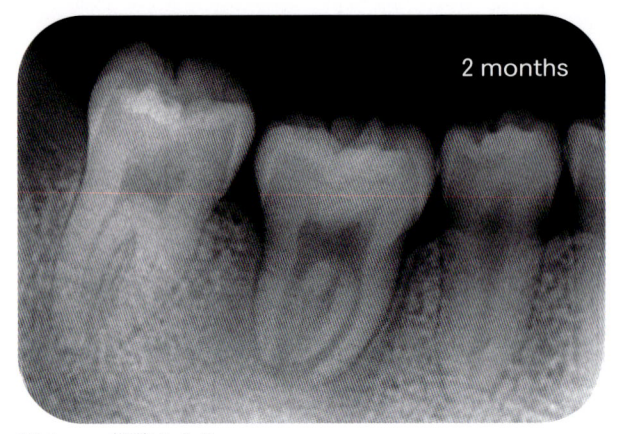

図 1 ee　術後 2 か月.

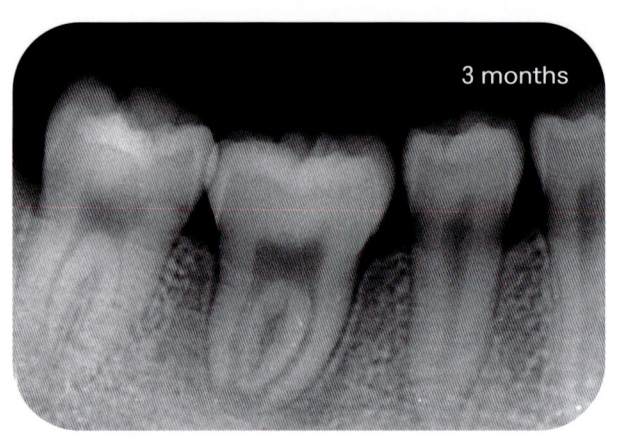

図 1 ff　術後 3 か月. 歯根未完成歯の移植では，歯髄感染が生じると炎症性吸収が起こる可能性があるため，最初の 3 か月は毎月治癒を経過観察する必要がある. 炎症性吸収が見つかった場合，歯髄治療を開始する. この症例では問題は生じていない. 3 か月間問題がなければ，次は術後 6 か月に経過観察を行う.

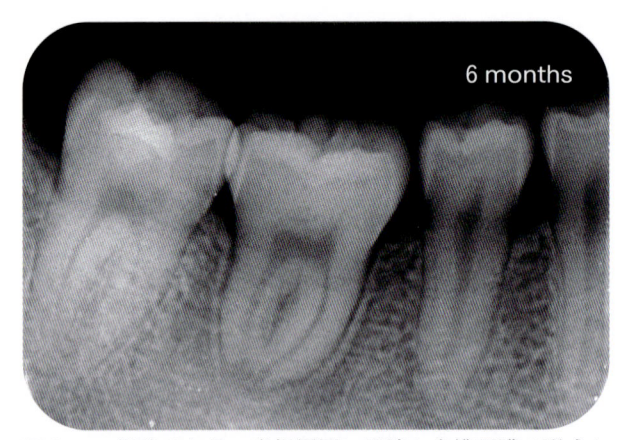

図 1 gg　術後 6 か月. 歯根周囲に明瞭な歯槽硬膜が形成されており，歯髄の治癒も良好である.

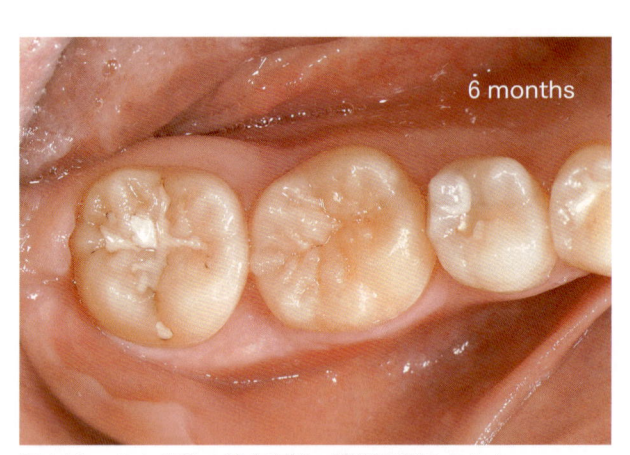

図 1 hh　6 か月後の咬合面観. 問題は認められない.

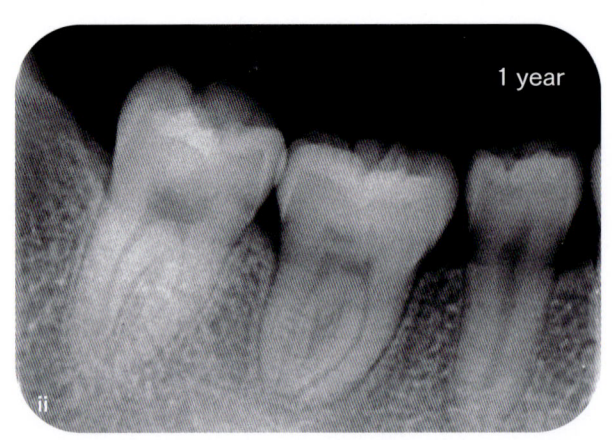

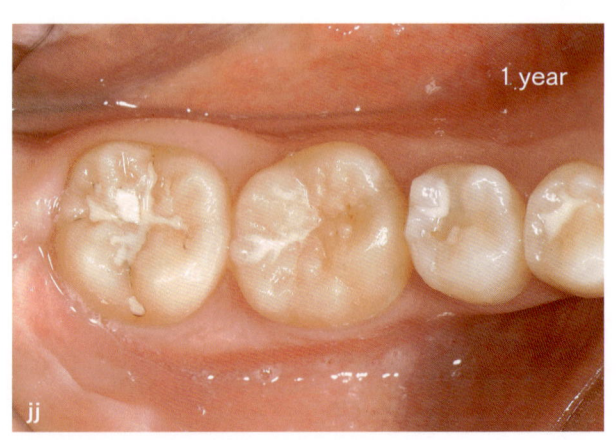

図 1 ii, jj　術後 1 年. 歯髄腔の閉塞が進行している. 移植歯は EPT に正の反応を示している.

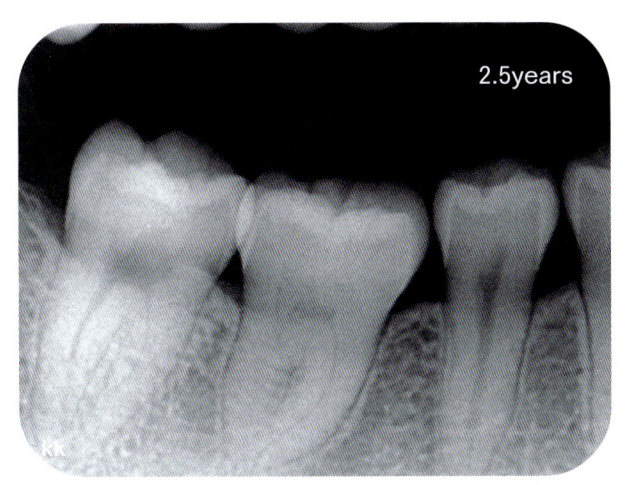
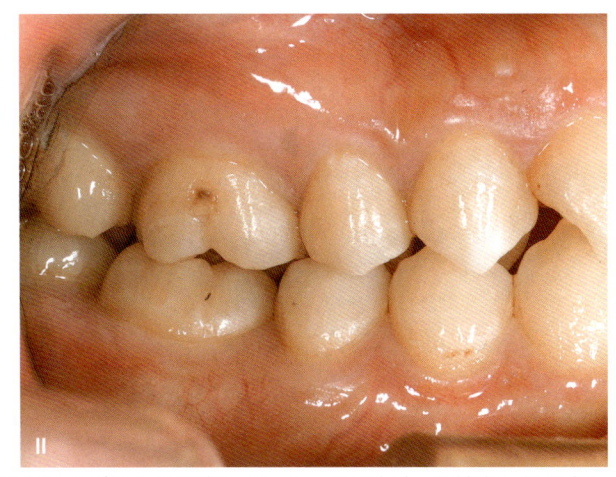

図1 kk, ll 術後2年6か月. 歯根膜の治癒は良好に維持され，歯髄腔はほぼ完全に閉塞している. EPT(＋). 移植歯と対合歯との咬合関係は緊密である.

そして，さらに2週間後にラバーダムを装着して根尖付近まで拡大，形成，根管充塡を行う. 根尖孔が開いている場合は，根管拡大後にしばらく水酸化カルシウム製剤の貼薬を行い，適切な時期まで待って（約6か月間待つことで根尖孔が硬組織で閉鎖されるまで待って）シーラーとガッタパーチャあるいはMTAによる根管充塡を行うのがよいと考えている.

6. 歯冠修復

理想的な歯根未完成歯の移植では，移植歯の歯冠修復の必要がないことも多い. 移植直後は隣在歯と移植歯の間に，あるいは対合歯との間に間隙があっても，歯の自然挺出で間隙が自然に閉じる場合が多い. また，咬合関係も年を追うごとにより緊密になる.

しかし，受容側の近遠心幅径に比べ移植歯が小さい場合，また対合歯との間に大きな間隙がある場合，移植歯の形態修正が必要になる. 筆者はできるだけコンポジットレジン（以下，CRと略）で形態修正を行うようにしているが，CRでのコンタクトや咬合回復が困難な場合は，クラウンやアンレーなどの歯冠補綴で対処している.

また，歯根完成歯では，根管処置後に何らかの歯冠修復が必ず必要になってくる. この場合もCRによる歯冠修復を第一選択としているが，対合関係や隣在歯との位置的な関係から，補綴処置を選択する場合もある. しかし，前歯部へ小臼歯を移植した場合は，料金や形態変更の利便性からCRによる歯冠修復が第一選択になる場合が多い.

おわりに

歯根未完成歯の移植では，歯根膜の治癒，歯髄の治癒，歯根発育など，いくつかの治癒を同時に観察していく必要がある. それぞれの治癒を達成するための生物学的背景がほぼ解明されたとはいえ，実際の臨床で治癒を100％達成することは困難である. おそらく，技術がさらに進歩したとしても，技術だけではコントロールできない部分が永遠に残るかもしれない. とはいえ，正しい適応症を正しい術式で移植が行われれば，移植の成功率を100％に近付けることは可能であり，患者に多くの利益をもたらすであろう.

紙幅の都合で創傷の治癒について十分な説明はできなかったが，詳細は成書を参照されたい（月星光博. 自家歯牙移植 増補新版. 東京：クインテッセンス出版, 2014）.

歯根膜の"力"

自家歯牙移植を行う前の側切歯の骨膜下保存（症例報告）

The Power of the Periodontal Ligament：Subperiosteal Storage of a Permanent Incisor Before Autotransplantation, A Case Report

Dick Barendregt，Eggink Edwin，Manfred Leunisse

Proclin Rotterdam, Clinic for Periodontology, Endodontics and Restorative Dentistry
Correspondence：Prins Alexanderplein 10, 3067 GC Rotterdam, The Netherlands

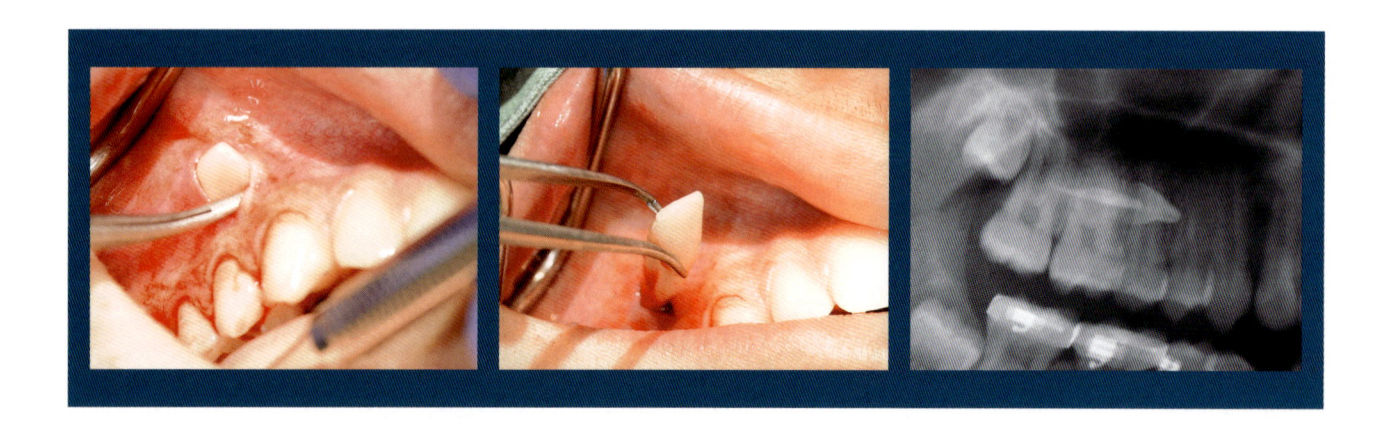

抄録

　本稿は，下顎右側側切歯および犬歯の位置異常をともなう矯正歯科治療適応の成人歯科治療の症例報告である．下顎右側犬歯を適切な位置にするために，下顎右側側切歯を抜歯する必要があった．

　下顎右側側切歯歯根膜の生存性を保つために，同歯は一時的に上顎右側頬側部の骨膜下内で保存した．この処置を行う前に，下顎右側側切歯には根管治療が行われた．

　6週間後，下顎右側側切歯はその歯肉縁上に徹底したデブライドメントが行われた後に抜歯され，直ちに骨膜下に保存された．アクセスは，小さな切開と結合組織を貫通するトンネル形成によって行われた．14か月後，下顎右側犬歯は固定式矯正装置を用いて意図する位置に移動され，骨膜下から取り出された．この部位には下顎右側側切歯を覆う歯槽部の形成がみられた．移植後，逆ループの水平マットレス縫合で下顎右側側切歯を固定し，さらにコンポジットレジンでその切縁を固定した．

　術後検診は，1，3，6週間後に行われた．3週間目にプロービングを行い，軟組織の治癒を評価した．良好な治癒が得られたため，歯根膜に矯正力を加えて荷重を開始した．その後，臨床およびエックス線写真による評価のために，矯正歯科治療中は3，6，12か月後に，そして移植後5年までは1年ごとに患者は来院した．

　最終的に，本症例における治療アプローチは，歯槽骨を含む歯槽複合体自体を再生させたことで歯根膜の潜在的可能性を示した．また，根管治療後の完全な形をとどめた歯を骨膜下に保存するという選択肢は，本症例と同じような他の症例においても実行可能であることが示された．さらに本症例は，患者にとって最適な結果を得るためには，歯科専門医による個別化された治療計画と学際的なアプローチが重要であることを示している．

キーワード：自家歯牙移植，症例報告，歯根膜，学際的治療，根管治療

はじめに

自家歯牙移植は，同じ個人の口腔内で歯を再植する方法であり，なかでもインプラントや補綴装置が適さない場合，歯の欠損に対して行うことができる予測可能な解決策である[1~3].

とくに前歯部は生涯を通じて成長し骨格が適応していくため[4~7]，骨性癒着による欠損補綴は遅かれ早かれ審美的および機能的に好ましくない位置になってしまう．それゆえ，自家歯牙移植はとくに長期的にみて，欠損補綴のよりよい一選択肢である[8~10].また，自家歯牙移植は患者の歯の生物学的な適合性を利用することで歯根膜の生存性を維持し，移植を行った歯の良好な機能と結合能を促進する．

本稿で提示する症例報告で筆者らは，ヒトを対象とした下顎切歯の自家歯牙移植において，その移植歯を上顎頰側骨を覆う骨膜下に一時的に保存する工程をともなう新しいアプローチ法について解説していく．この革新的な手法は，抜歯した切歯の歯根膜の生存性を維持させる目的で，下顎のレシピエントサイトに最終的に移植される前に行われた．

歯根膜の生存性を維持させる最初の研究は，Jens Andreasen教授によって発表された[11].この研究は，歯牙移植後の歯根膜の治癒の予知性を高めるために，オナガザルの臼歯の歯根を粘膜下に保存し，抜歯後の歯根膜を治癒させるものであった．2週間後の組織学的評価では，一部の検体で歯根膜の横に骨の形成が観察された．意図したレシピエントサイトへの移植後には，最小限の歯根吸収と機能的な歯根膜が観察された．

本稿の第一の目的は，治療の手順，骨膜下への歯牙保存の根拠，移植後に観察された臨床アウトカムを明らかにすることである．そして，本症例を読者に供覧することで，自家歯牙移植に関する知識の蓄積に貢献し，一時的な処置としての歯牙の骨膜下への保存の潜在的な利点と注意点にハイライトが当たることを目指している．

本稿で取り上げる手法は，類似した症例に対処する歯科医師に貴重な洞察を提供し，その技術的レパートリーを広げる可能性がある．

症例報告

患者は15歳，男性．下顎歯列弓は典型的な叢生を呈しており，一般歯科医師から矯正歯科医師に紹介された．患者は左右対称の顔立ちで歯並びもよく，横顔はわずかにⅡ級で，口唇閉鎖も良好であった．

口腔内検査の結果，左右の咬合は良好なⅠ級で健康な歯列であり，下顎の歯列弓は叢生をともなうディープバイトで，下顎右側側切歯および犬歯が転位していた．上顎歯列弓は良好な歯並びであった（図1a～c）．術前のパノラマエックス線写真では，第三大臼歯が4本生えている正常な歯列で，下顎右側側切歯は第一小臼歯と犬歯の間に位置していた（図1d）.

下顎歯列弓にアーチレングスディスクレパンシーおよびトゥースサイズディスクレパンシーの問題もなかったため，下顎右側側切歯を所定の位置に配列することを目標とした．このことは，良好なアンテリアガイダンスおよび犬歯誘導を確保し，最適な咬合を達成するために必要なことであった．

Proclin（訳者注：さまざまな歯科分野の歯科専門医が所属する著者らの歯科医院名）における学際的なチームミーティングでは，下顎右側側切歯と犬歯に矯正歯科治療を行うと，側切歯が生物学的許容範囲外に位置されると評価された．そしてこのことは重篤な付着の喪失と歯肉退縮を生じさせ，切歯の喪失リスクを高めると考えられた．そのうえで，Andreasenによる実験的研究[11]に基づき，下顎右側側切歯の移植のため，この歯を一時的に上顎頰側の骨膜下に保存するという選択肢が患者に提示された．

この戦略的な選択肢は，犬歯を意図する位置に再配置した後の正しい位置への最終的な移植時に歯の生存性を保ち，歯根膜を保存することを目的としていた．完全な形をとどめた歯の根尖の歯髄が抜歯後に生存する可能性はほとんどないため[12]，下顎右

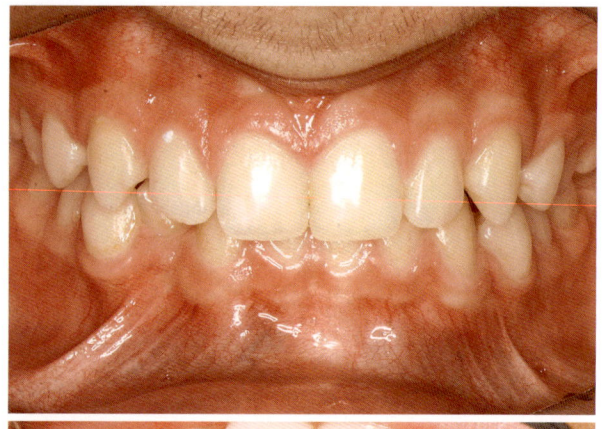

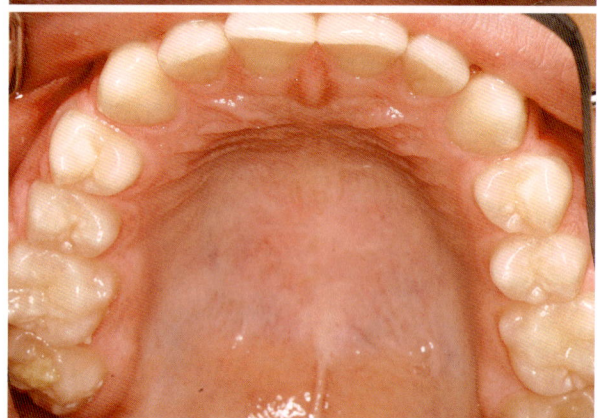

図1a～c　術時の口腔内写真．左右の咬合は良好なI級で健康な歯列であった．下顎の歯列弓は叢生をともなうディープバイトで，下顎右側側切歯および犬歯が転位していた．上顎歯列弓は良好な歯並びであった．

図1a	
図1b	図1c

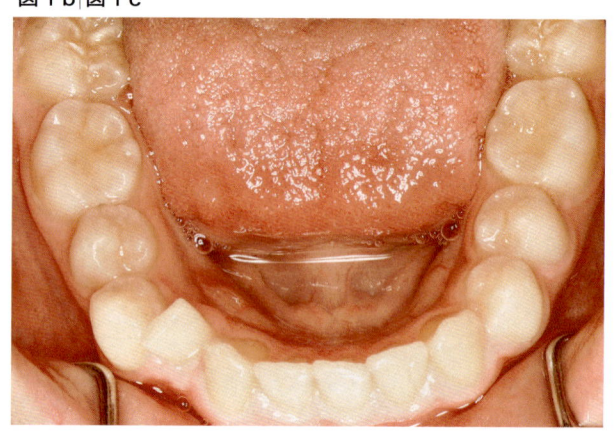

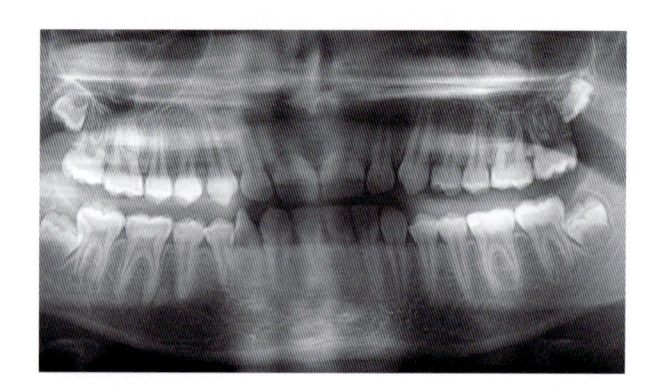

図1d　術前のパノラマエックス線写真．第三大臼歯が4本生えている正常な歯列で，下顎右側側切歯は第一小臼歯と犬歯の間に位置していた．

側側切歯はその抜歯前に根管治療が行われた[13]．根管治療は歯内療法専門医によって行われ，根管形成と洗浄が行われた後，シーラー（AHplus, Dentsply Sirona）と熱可塑性のガッタパーチャで充填された[14,15]（図2a～c）．

　根管治療を行ってから6週間後に，外科手術が行われた．最初のステップとして，下顎右側側切歯の歯肉縁上部をパミスを用いて徹底的に清掃した．抜歯後，歯根面を検査し，下顎右側側切歯は生理食塩水に保存された（図3a）．その後，粘膜切開を上顎右側犬歯の遠位の骨に達するまで行い，上顎第二大臼歯に達するまで頬骨方向に骨膜を剥離し，トンネル形成を行った．抜歯した下顎右側側切歯を慎重にこのフラップ内に押し込み，歯冠が完全に覆われるようにした．切開部は単一のモノフィラメント縫合糸7-0（Permasuture, Serag-Wiessner, Germany）で閉じられた（図3b～d）．外科手術から3週間後に，粘膜が完全に治癒した（図4a）．

図2a〜c　根管治療時のデンタルエックス線写真．根管治療は歯内療法専門医によって行われ，根管形成と洗浄が行われた後にシーラーと熱可塑性のガッタパーチャで充填された．

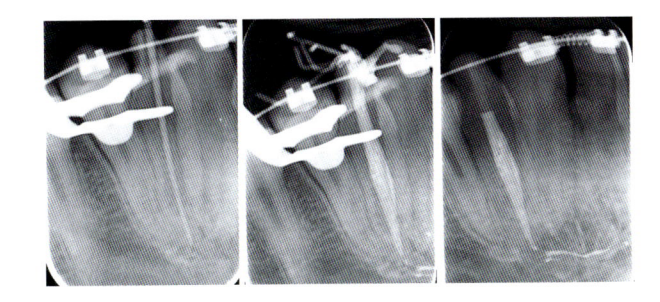

図2a 図2b 図2c

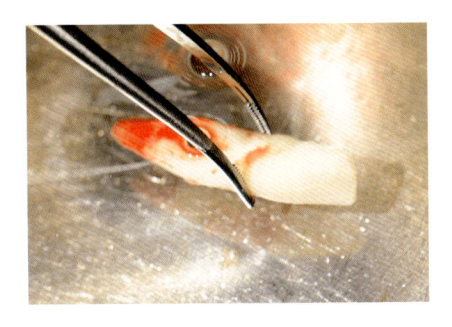

図3a　下顎右側側切歯の抜歯後，歯根面を検査し，生理食塩水に保存された．

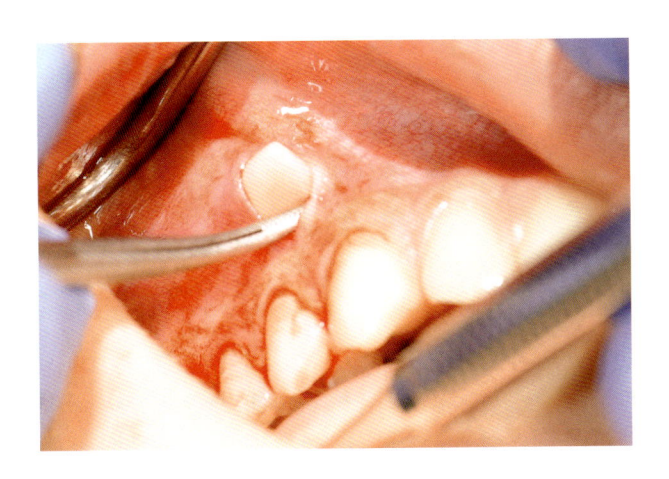

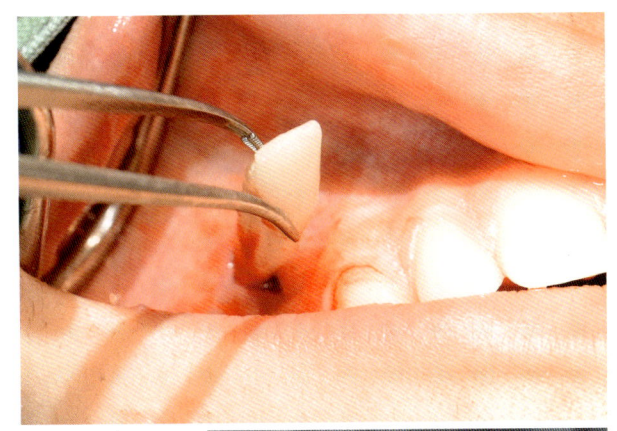

図3b 図3c
図3d

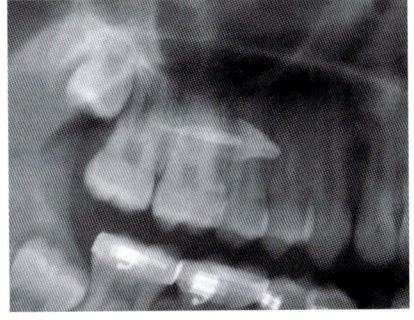

図3b〜d　下顎右側側切歯の抜歯後，歯根面を検査し，生理食塩水に保存された（a）．その後，粘膜を切開して骨膜を剥離しトンネル形成を行った．抜歯した下顎右側側切歯を慎重にこのフラップ内に押し込み，歯冠が完全に覆われるようにした（b〜d）．

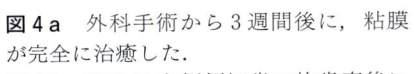

図4a 図4b

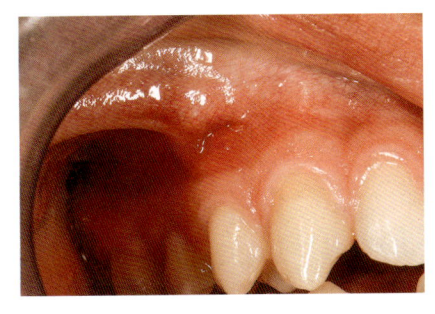

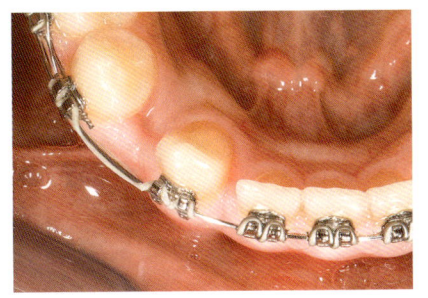

図4a　外科手術から3週間後に，粘膜が完全に治癒した．
図4b　下顎は右側側切歯の抜歯直後に犬歯の遠心への歯牙移動を行うべく，下顎に矯正装置が装着された．

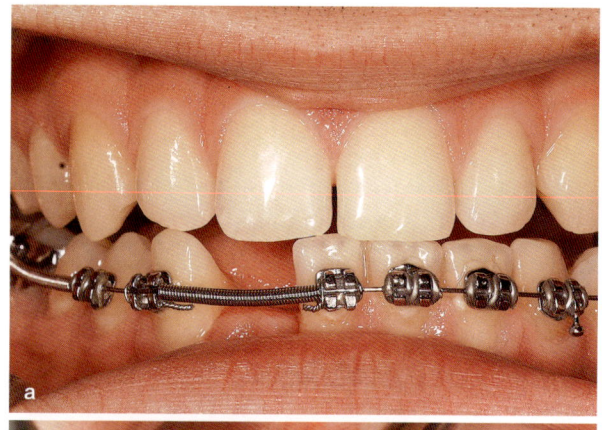
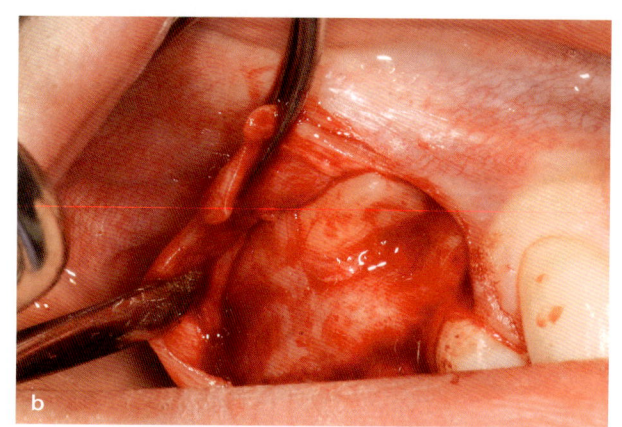
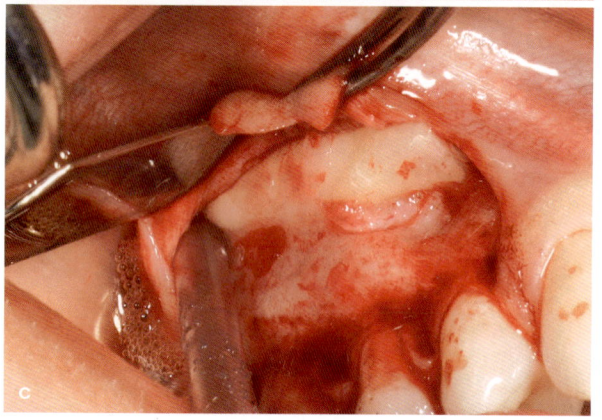
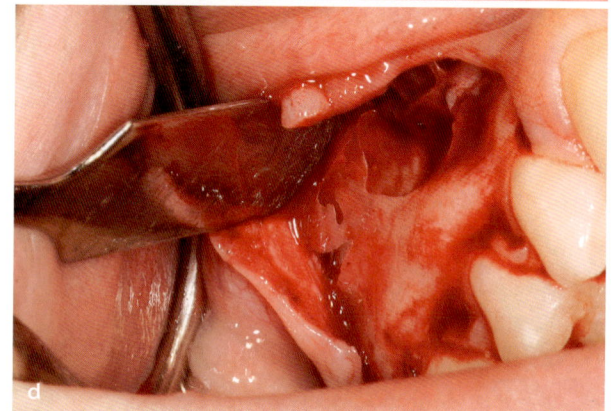

図5a〜d 外科手術（下顎右側側切歯の保存）から14か月後の下顎右側側切歯相当部顎堤の状態．垂直，水平方向ともに下顎右側側切歯が移植しやすい状態になっている（**a**）．歯肉溝切開を行い（**b**），全層弁で挙上し，保存していた下顎右側側切歯を露出させると歯冠と根面は生存可能な骨で覆われていた（**c**）．下顎右側側切歯を取り出すと歯槽部のみが残留した（**d**）．

　抜歯部位の早期骨治癒を利用すべく，下顎右側側切歯の抜歯直後に犬歯の遠心への歯牙移動が開始され，まず下顎に矯正装置が装着された（**図4b**）．下顎右側側切歯の保存から14か月後，下顎右側側切歯相当部の顎堤は垂直，水平方向ともに下顎右側側切歯が移植しやすい大きさになっていた（**図5a**）．

　外科的形成が，生理食塩水の外部冷却を行いながら，外科用ハンドピース（KAVO，Germany／W&H，Austria）を用いて最高回転数850rpmで行われた．形成には直径3.25mm〜4mm，長さ15mmの範囲でしたインプラントバーが使用された（ZimVie Tapered Quad shaping drills，Palm Beach Gardens FL，USA）．その目標は，保存していた下顎右側側切歯が緩やかにフィットするように大きめに形成することであった．保存していた下顎右側側切歯を露出させるべく，

第一大臼歯から上顎第一小臼歯に向かって歯肉溝切開を行い，小臼歯の近心側に減張切開を加えた（**図5b**）．全層弁で挙上し，保存していた下顎右側側切歯を露出させると歯冠と根面は生存可能な骨で覆われており（**図5c**）．下顎右側側切歯を取り出した後は，歯槽部のみが残留した（**図5d**）．

　下顎右側側切歯は新たに形成された歯槽窩に埋入され，4-0のエチボンドエクセル（Shofu，Japan）を使用して逆ループの水平マットレス縫合で軟組織を適合させた．縫合部はエッチング（Ultra-Etch，35%リン酸，Ultradent，USA）およびボンディング（Clearfil Photo bond，Kuraray Noritake，Japan）を行った後，コンポジットレジン（Beautifil Flow Plus，Shofu，Japan）を使用して固定された（**図6a〜c**）．抜歯部位は7-0モノフィラメント縫合糸（Permasuture，

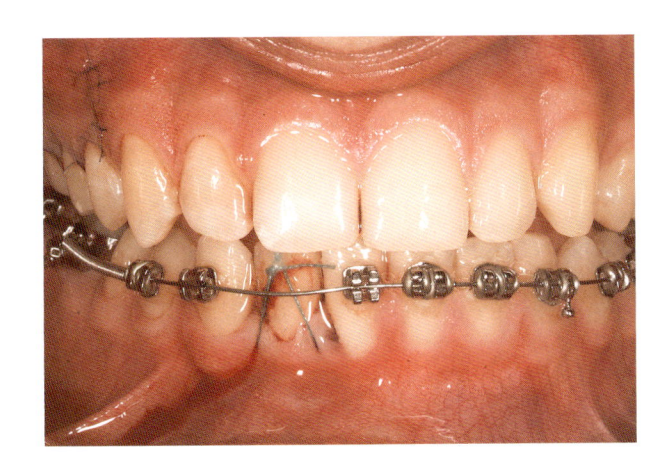
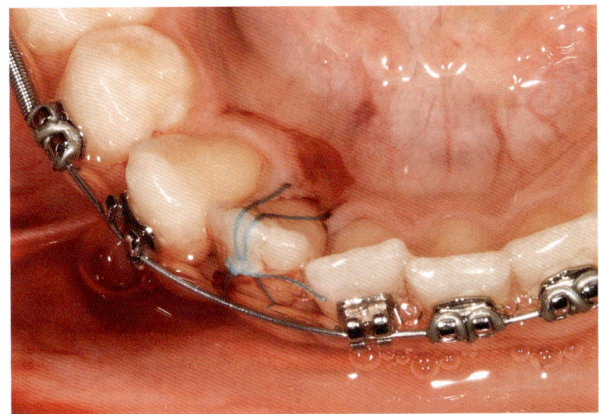

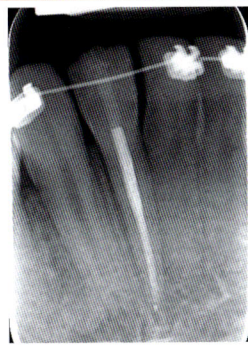

図6a 図6b
図6c

図6a〜c　下顎右側側切歯を新たに形成した歯槽窩に埋入し，水平マットレス縫合で軟組織を適合させた．縫合部はエッチングおよびボンディング後にコンポジットレジンを使用して固定した．

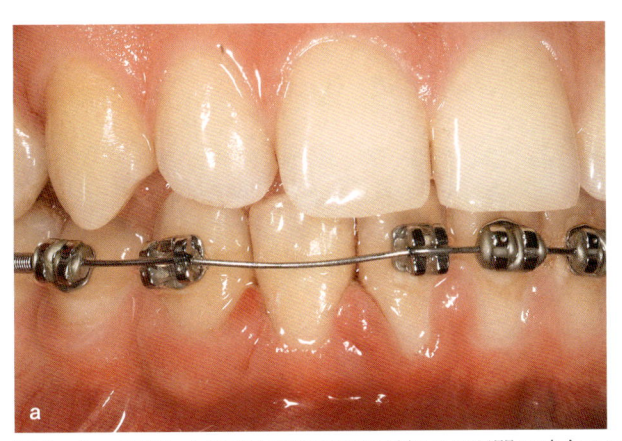
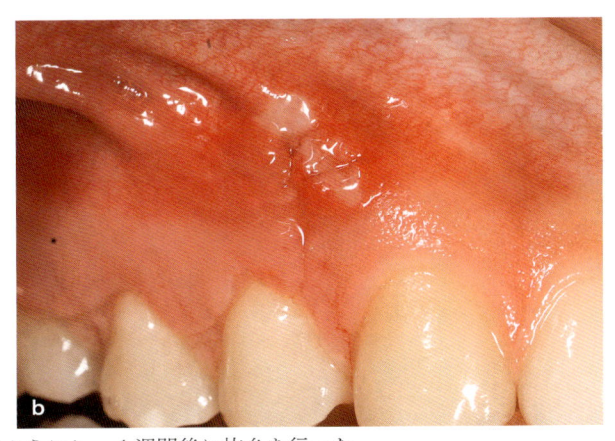

図7a, b　移植した下顎右側側切歯は最初の3週間は咬合させないようにし，1週間後に抜糸を行った．

Serag-Wiessner, Germany)で縫合した．下顎右側側切歯は最初の3週間は咬合させないようにし，1週間後に抜糸を行った（図7a, b）．

　移植から3週間後，プロービングポケットデプスは浅くなり，歯頸部歯周組織は完全に封鎖され良好に治癒した．同日，歯根膜の治癒促進のため，下顎右側側切歯に矯正力をかけた（図8a〜d）．

　検診は，Barendregtら[9]が発表している内容に従っ

て6週間後，3か月後，6か月後に行い，その際はとくに隣在歯と比較した下顎右側側切歯の可動性を注視した．その後，歯牙移植から5年後まで，毎年検診を行った（図9a〜c）．

考察

　自家歯牙移植は非常に価値のある予知性の高い治

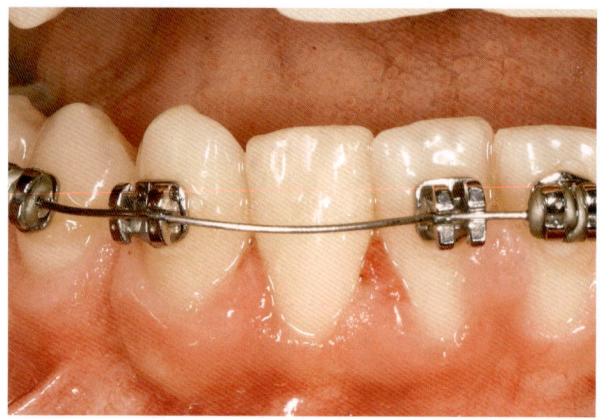
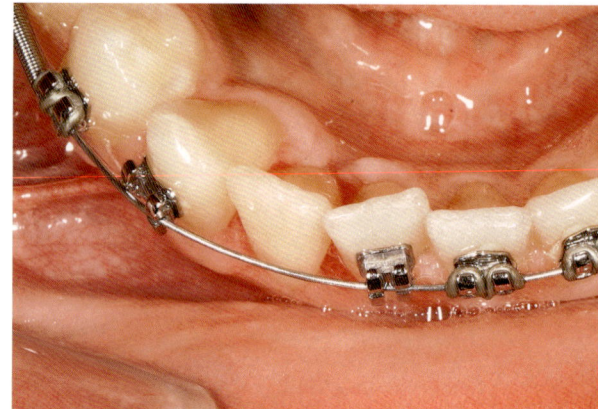
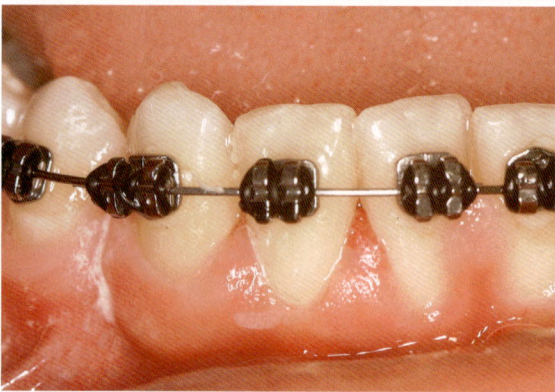
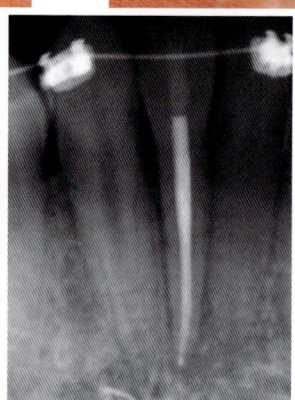

図 8 a | 図 8 b
図 8 c | 図 8 d

図 8 a〜d　移植から 3 週間後，プロービングポケットデプスは浅くなり，歯頸部歯周組織は完全に封鎖され良好に治癒した（a, b）．同日，歯根膜の治癒促進のため，下顎右側側切歯に矯正力をかけた（c, d）．

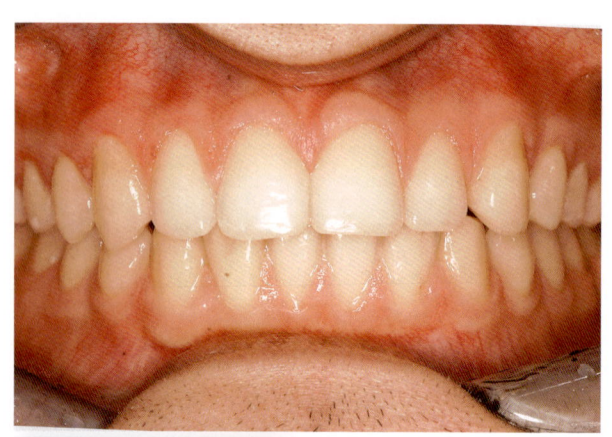
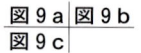
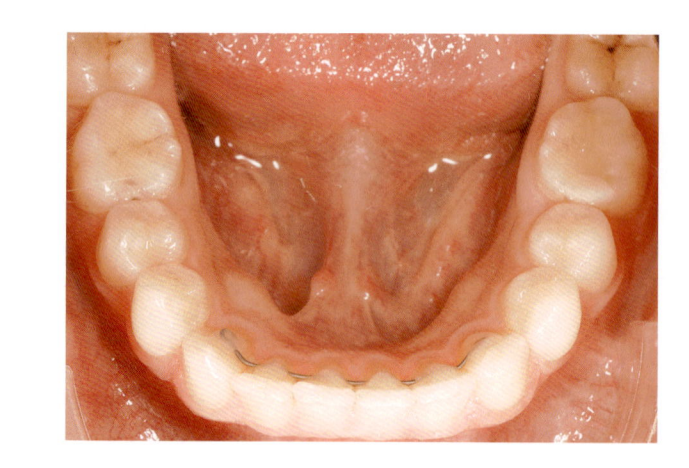

図 9 a | 図 9 b
図 9 c

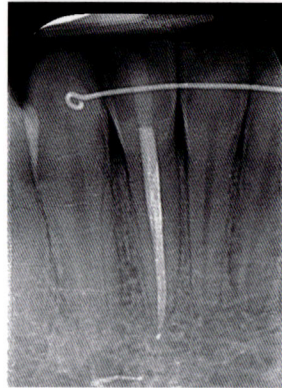

図 9 a〜c　検診は，6 週間後，3 か月後，6 か月後に行い，その際はとくに隣在歯と比較した下顎右側側切歯の可動性を注視した．その後，歯牙移植から 5 年後まで，毎年検診を行った．写真は下顎右側側切歯の移植から 5 年後の状態．

療選択肢であり，多くの臨床的な利点を有する．とくに，歯根膜の再生能を利用することで進行中の骨格成長に適応する点[4〜7]が，この治療の特異的な部分であるといえる．本項では，上顎頬側の骨膜下に下顎右側側切歯を一時的に保存するという移植をともなう，特徴的な自家歯牙移植症例報告の利点を探る．

本症例では，歯根膜の生存性を維持するために，骨膜下保存法という画期的な方法が用いられた．これは，抜去した下顎右側側切歯を一時的に骨膜下に保存することで，歯根膜細胞を損傷させる可能性のある乾燥や外傷による有害な影響を回避することを目的とした処置である．

本法によって，歯根膜の生物学的な能力を維持でき，下顎右側側切歯を骨膜下に保存している期間に，最終的な歯牙移植のための良好な環境づくりができる．歯根膜によって誘導された下顎右側側切歯周囲の骨形成は，サルを用いた実験で2週間後にすでに確認されている[11]．本稿では，根管治療を行ったヒトの失活歯において同様の現症がみられ，14か月の保存期間中，継続的な観察を行っていたわけではないが，歯根のすべての部位で骨構造が観察された．

歯根膜の再生能は，線維芽細胞，骨芽細胞，前駆細胞など，さまざまな細胞が存在することで説明され，これらが歯周組織の再生に寄与することになる[17,18]．

歯髄に生活性を有する移植歯を用いた以前の研究[19]に示されているように，失活した歯の歯根膜であっても必要な箇所に歯槽部をみずから生成する能力があることが明らかになっている．本症例では，意図する位置で2回，歯根膜を再生させることができた．

治癒過程における歯根膜の機械的および生物学的特性により，歯根膜は周囲の歯槽骨を移植歯に適応させ，それらの機能が統合し，安定性が確保された．文献に記載されているように，歯根膜は萌出時の最初の咬合接触で周囲組織との適応を開始する[20]．歯根膜は加齢にともないコラーゲンが豊富になるが，高い細胞含有量を維持しており[21]，その生存力を促進させるには，機能的負荷がもっとも重要な要素となる[22]．したがって，歯根膜の機能を促進させるために，術後3週目に矯正力を加えて移植切歯に負荷をかけ，機能的な咬合に参加させた[16,23,24]．

同様の治療指針で少数のアンキローシスの発生が確認された小臼歯を対象にした長期研究に基づけば，本症例の患者も長期的に同様の合併症が生じるリスクが多少は予想される[9,10]．

結論

自家歯牙移植において，骨格成長の維持と歯根膜による組織および硬軟組織の再生能力の意義という臨床的利点は非常に意義深い．本症例における治療の成功は，自家歯牙移植における歯根膜の重要な役割と，付加的な手段としての骨膜下保存の潜在的利点を浮き彫りにした．

本稿で示した治療アプローチは，歯槽複合体の構造的および機能的な統合を促すのみならず，歯根膜の自然治癒力を刺激し，利用するものである．それゆえ本法は，複雑な歯科治療を行ううえでの技術的レパートリーとして，価値ある付加的手段を示すものだといえるかもしれない．ただし，自家歯牙移植のプロトコールを最適化し，多様な治療状況下に対応するには，さらなる研究が必要である．

参考文献

1. Slagsvold O, Bjercke B. Indications for autotransplantation in cases of missing premolars. Am J Orthod. 1978 Sep；74（3）：241-57.

2. Andreasen JO, Paulsen HU, Yu Z, Ahlquist R, Bayer T, Schwartz O. A long-term study of 370 autotransplanted premolars. Part I. Surgical procedures and standardized techniques for monitoring healing. Eur J Orthod. 1990 Feb；12（1）：3-13.

3. Tsukiboshi M. Autotransplantation of teeth：requirements for predictable success. Dent Traumatol. 2002 Aug；18（4）：157-80.

4. Mazeland GR. Gingival width in orthodontic clinical diagnosis. Eur J Orthod. 1981；3（4）：255-62.

5. Tallgren A, Solow B. Age differences in adult dentoalveolar heights. Eur J Orthod. 1991 Apr；13（2）：149-56.

6．Thilander B, Odman J, Lekholm U. Orthodontic aspects of the use of oral implants in adolescents：a 10-year follow-up study. Eur J Orthod. 2001 Dec；23（6）：715-31.

7．Bernard JP, Schatz JP, Christou P, Belser U, Kiliaridis S. Long-term vertical changes of the anterior maxillary teeth adjacent to single implants in young and mature adults. A retrospective study. J Clin Periodontol. 2004 Nov；31(11)：1024-8.

8．Czochrowska EM, Stenvik A, Bjercke B, Zachrisson BU. Outcome of tooth transplantation：survival and success rates 17-41 years post-treatment. Am J Orthod Dentofacial Orthop. 2002 Feb；121（2）：110-9；quiz 193.

9．Barendregt D, Andreasen JO, Leunisse M, Eggink E, Linssen M, Van der Weijden F, Louropoulou A. An evaluation of 1654 premolars transplanted in the posterior region-A retrospective analysis of survival, success and complications. Dent Traumatol. 2023 Jul；39 Suppl 1：50-62.

10．Louropoulou A, Andreasen JO, Leunisse M, Eggink E, Linssen M, Van der Weijden F, Barendregt D. An evaluation of 910 premolars transplanted in the anterior region-A retrospective analysis of survival, success, and complications. Dent Traumatol. 2024 Feb；40（1）：22-34.

11．Andreasen JO. Delayed replantation after submucosal storage in order to prevent root resorption after replantation. An experimental study in monkeys. Int J Oral Surg. 1980 Oct；9（5）：394-403.

12．Kristerson L, Andreasen JO. The effect of splinting upon periodontal and pulpal healing after autotransplantation of mature and immature permanent incisors in monkeys. Int J Oral Surg. 1983 Aug；12（4）：239-49.

13．Friedman S, Mor C. The success of endodontic therapy--healing and functionality. J Calif Dent Assoc. 2004 Jun；32（6）：493-503.

14．Bergenholz G(ed), Hørsted-Bindslev P(ed). Textbook of Enndodonntology. New Jersey：Wiley-Blackwell, 2010.

15．Jurcak JJ, Weller RN, Kulild JC, Donley DL. In vitro intracanal temperatures produced during warm lateral condensation of Gutta-percha. J Endod. 1992 Jan；18（1）：1-3.

16．Yang Y, Bai Y, Li S, Li J, Gao W, Ru N. Effect of early orthodontic force on periodontal healing after autotransplantation of permanent incisors in beagle dogs. J Periodontol. 2012 Feb；83（2）：235-41.

17．de Jong T, Bakker AD, Everts V, Smit TH. The intricate anatomy of the periodontal ligament and its development：Lessons for periodontal regeneration. J Periodontal Res. 2017 Dec；52（6）：965-74.

18．Beertsen W, McCulloch CA, Sodek J. The periodontal ligament：a unique, multifunctional connective tissue. Periodontol 2000. 1997 Feb；13：20-40.

19．Plakwicz P, Andreasen JO, Górska R, Burzykowski T, Czochrowska E. Status of the alveolar bone after autotransplantation of developing premolars to the anterior maxilla assessed by CBCT measurements. Dent Traumatol. 2021 Oct；37（5）：691-8.

20．Grant D, Bernick S. Formation of the periodontal ligament. J Periodontol. 1972 Jan；43（1）：17-25.

21．Grant D, Bernick S. The periodontium of ageing humans. J Periodontol. 1972 Nov；43(11)：660-7.

22．McCulloch CA, Lekic P, McKee MD. Role of physical forces in regulating the form and function of the periodontal ligament. Periodontol 2000. 2000 Oct；24：56-72.

23．Mine K, Kanno Z, Muramoto T, Soma K. Occlusal forces promote periodontal healing of transplanted teeth and prevent dentoalveolar ankylosis：an experimental study in rats. Angle Orthod. 2005 Jul；75（4）：637-44.

24．Lu L, Sun HF, Xue H, Guo J, Chen YX. Effects of orthodontic load on the periodontium of autogenously transplanted teeth in beagle dogs. J Zhejiang Univ Sci B. 2013 Nov；14(11)：1025-32.

この論文について

　自家歯牙移植に関する特集である本別冊の発刊にあたり，日本で活躍中の多くの臨床家に執筆を依頼した．自家歯牙移植は日本のみならず，世界中で今その価値が見直されているが，とくに欧州では移植の歴史は長く，臨床研究データは豊富である．そのなかでも，今回論文執筆依頼を行ったBarendregt先生らの活躍は，目を見張るものがある．

　彼らはペリオ，エンド，矯正，修復の専門医でチームを構成し（チーム・ロッテルダムと呼ばれている），15年以上にわたり主に移植を併用した矯正治療に携わってきた．その症例数は実に2千数百例に及び，歯根未完成歯での成功率は99％を超えている（小臼歯部への移植では平均観察期間10年，手術時の患者の平均年齢14.5歳）．この驚くべき症例数と成功率はDent Traumatol誌に掲載されているが，今回掲載を依頼した症例は，治療計画のなかでいったん[2|を抜歯し，上顎口腔前庭の粘膜下で長期間（数か月）保存し，最終的に下顎の歯列に戻すという前代未聞の術式である．本論の掲載意図は，決して読者に真似をしてほしいということではなく，移植のもつ骨誘導のすばらしさや，ここまでして移植治療を矯正治療のなかに取り入れている熱意を伝えたいと思ったからである．（月星光博）

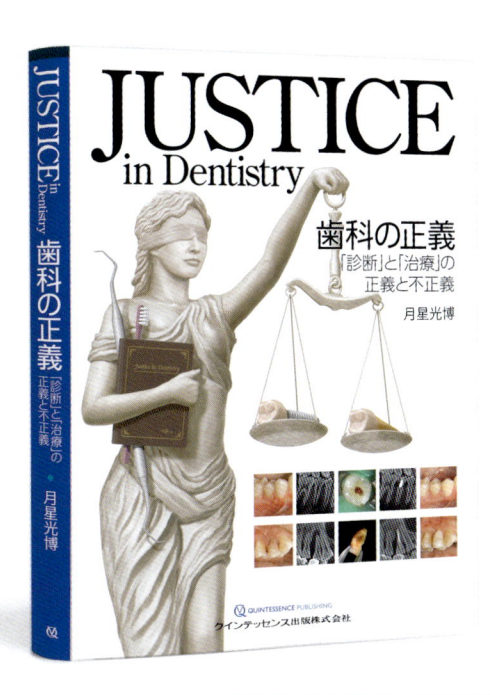
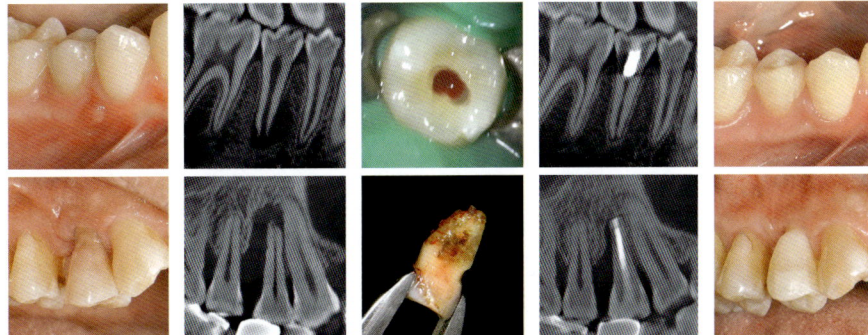

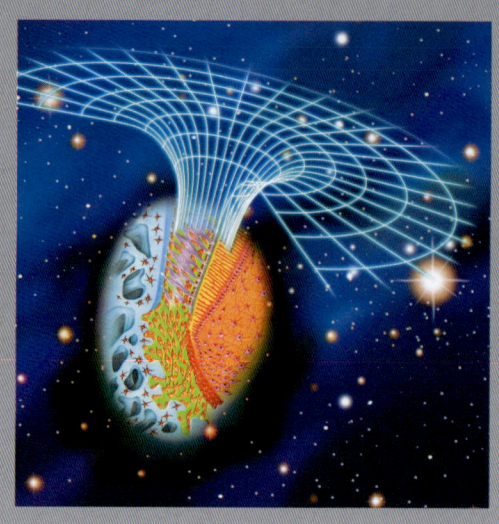
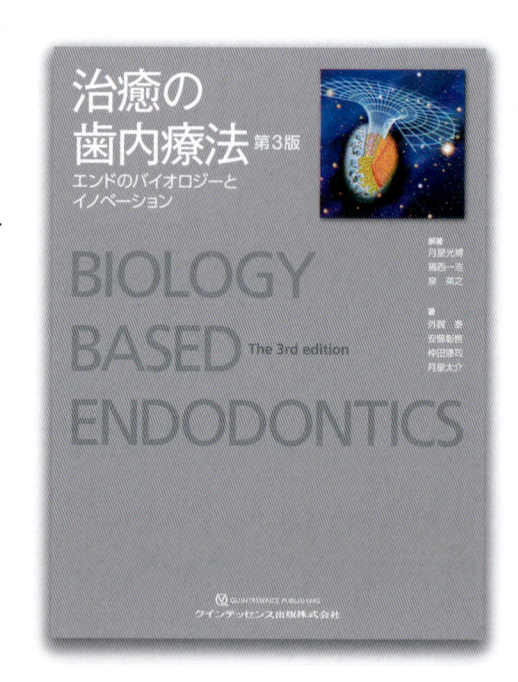
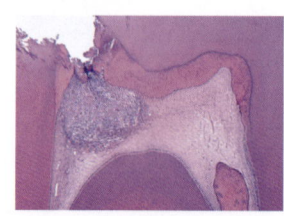 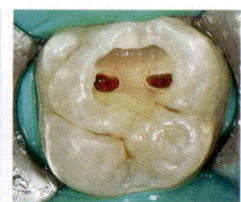 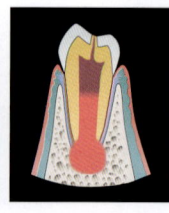 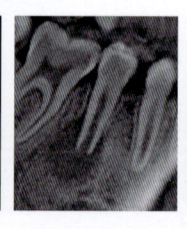 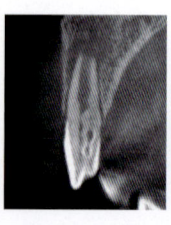 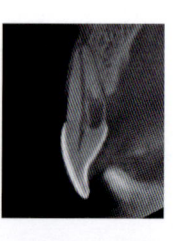

検査・診断

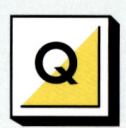

Q 自家歯牙移植の適応症はどんな症例ですか？

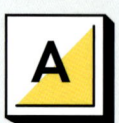

A シンプルな歯根形態の健全なドナー歯が存在し，年齢が比較的若く，移植後も歯を大切にしてくれる患者．

執筆：月星太介

　まず，術者が移植術を学び，治療のオプションの1つとして日常的に移植術を考えられるかどうかが大切である．移植術は術式と治療の流れがある程度決まっているため，計画的な治療を患者に提供できる（**図1〜9**）．

　そして適応症としては，移植床と欠損部に適合する，シンプルな歯根形態を有する健全なドナー歯の存在が必要不可欠となる．複根では抜歯時の歯根膜へのダメージに注意が必要であるうえに，移植床への適合が難しい（**図10**）．また，患者の年齢制限はないものの，歯根膜の活性や成功率などを考慮すると，対象とする症例は30〜40歳以下の年齢層が良好な予後が見込まれる[1,2]．さらに，移植術はレシピエントの抜歯後1か月以内（抜歯同時移植も可能だが，肉芽の完全掻爬や炎症のある歯肉の縫合が難しい時もある）が好ましく，移植後も必要な根管治療や経過観察に応じてくれるコンプライアンスの高い患者が好ましい．

　インプラントやブリッジはよいオプションではあるものの，とくに身体の成長を有するような若年者においては歯の位置変化に対応できないため，矯正歯科治療にも対応できる移植が有利であると考えられる．

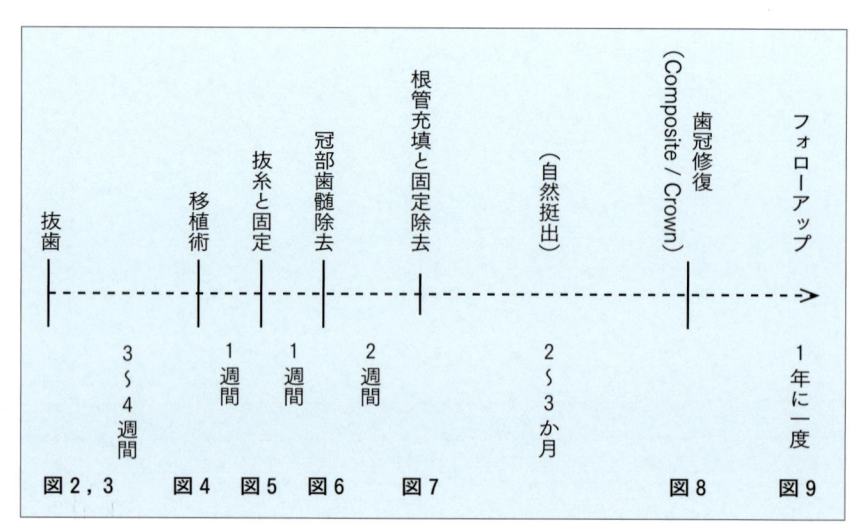

図1 歯根完成歯の移植術のタイムスケジュール．

図2a 図2b

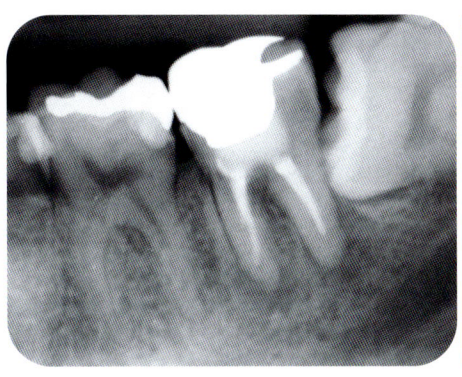 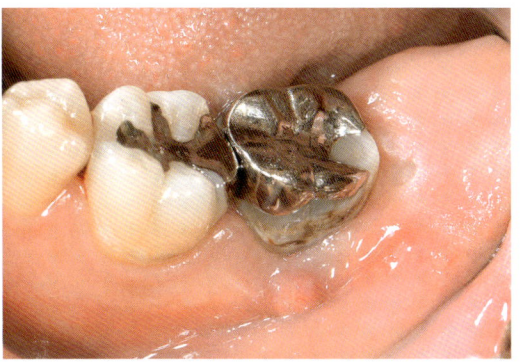

図2a,b **a**：初診時のデンタルエックス線写真．「7の近遠心根の根尖部に大きな透過像がみられる．**b**：初診時の口腔内写真．「7の近遠心根の頬側にサイナストラクトがみられる．

図3a 図3b

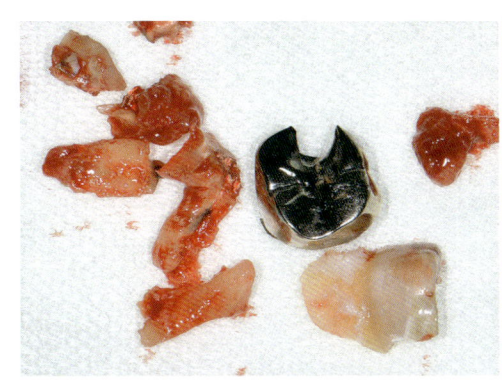 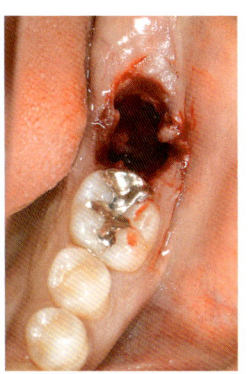

図3a,b 抜歯後の「7（**a**）と口腔内写真（**b**）．

図4a～c **a**：移植術直前（抜歯後4週間）の口腔内写真．「7部歯肉が治癒し，粘膜の炎症がなく，角化歯肉量も増えていることに注目．**b**：移植術直後のデンタルエックス線写真．「8の水平埋伏歯を「7部へ移植した．**c**：移植術直後の口腔内写真．移植歯は縫合糸で固定を行った．

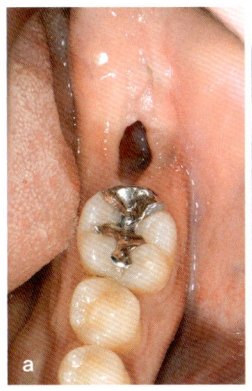 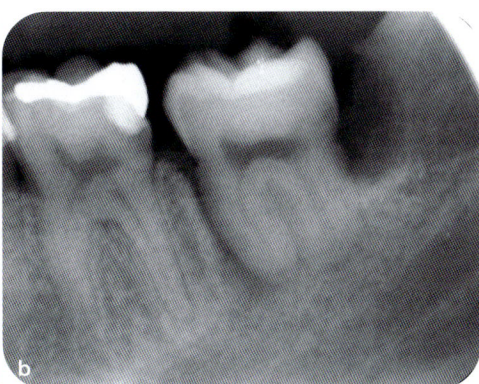 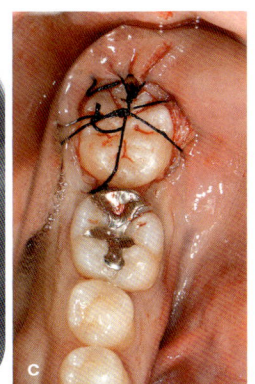

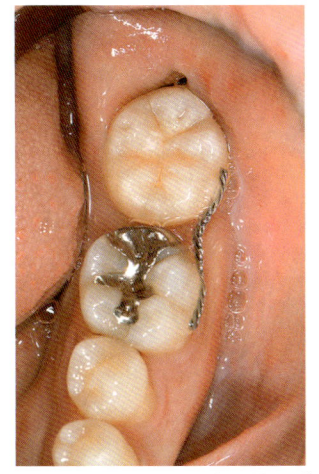

図5 移植術1週間後の口腔内写真．抜糸後にワイヤーとスーパーボンドで移植歯の固定を行った．

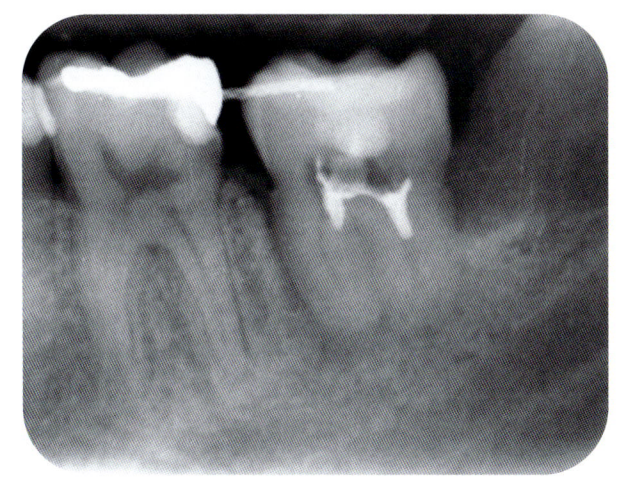

図6 移植術2週間後のデンタルエックス線写真．冠部歯髄の除去を行い，水酸化カルシウム製剤を貼薬した．

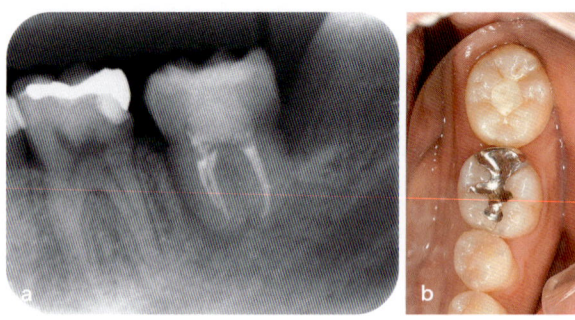

図7a, b　a：移植術4週間後のデンタルエックス線写真．シーラーとガッタパーチャで根管充填を行った．b：移植術4週間後の口腔内写真．根管充填直後にワイヤー固定の除去を行った．

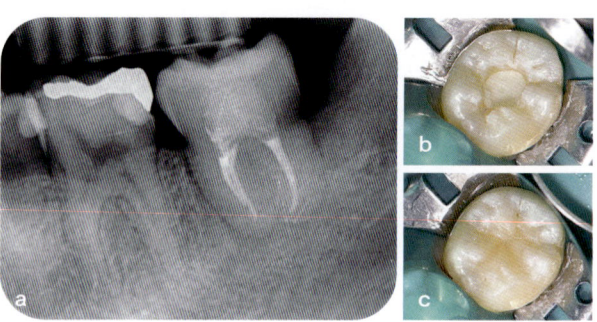

図8a〜c　a：移植術3か月後のデンタルエックス線写真．自然挺出がみられ，近心のコンタクトの空隙がみられなくなった．b：移植術3か月後の口腔内写真．c：自然挺出後にアクセスホールをレジン充填した．同側の第三大臼歯を移植しているため，歯の形態修正は最小限であることに注目．

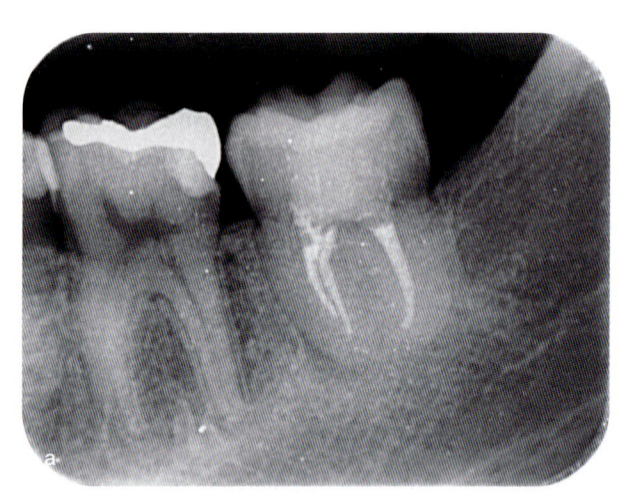

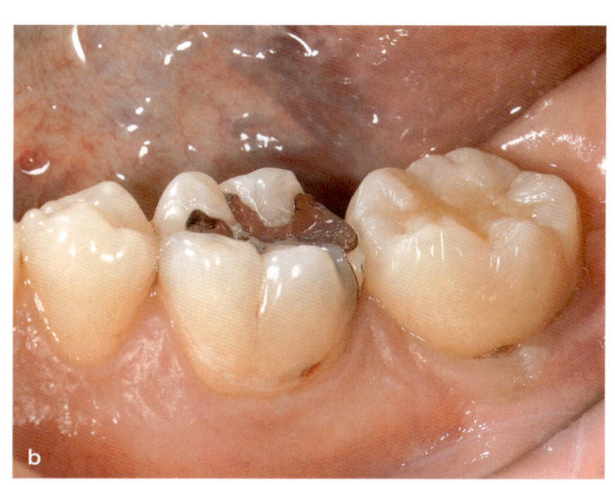

図9a, b　a：移植術2年後のデンタルエックス線写真．移植歯の周囲に骨が回復し，歯根膜腔も正常にみられる．b：移植術2年後の口腔内写真．

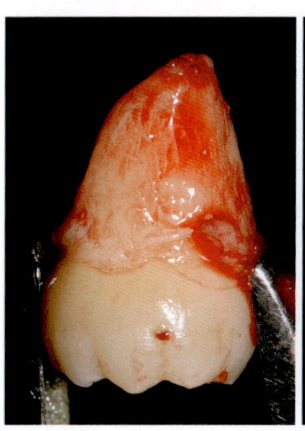
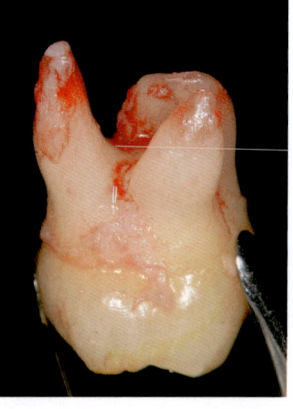

図10a　図10b

図10a, b　自家歯牙移植に理想的なドナー歯の歯根形態．a：ドナー歯として理想的な歯根の形態．b：ドナー歯として第一選択ではない歯根の形態．

参考文献

1．Tsukiboshi M. Autotransplantation of teeth：requirements for predictable success. Dent Traumatol. 2002 Aug；18（4）：157-80.

2．Tsukiboshi M, Yamauchi N, Tsukiboshi Y. Long-term outcomes of autotransplantation of teeth：A case series. Dent Traumatol. 2019 Dec；35（6）：358-67.

Q 初めての移植は，どのような症例から始めるとよいですか？ 難易度が高い症例は？①

A 初めて移植をする場合は適応症を守って，移植歯は単根歯を選び，移植歯よりもやや大きめな抜歯窩に移植することをお勧めする．

執筆：佐藤俊一郎

自家歯牙移植というと，難しい，時間がかかる，治癒に自信がないなどのイメージをもたれる方が多いかと思う．確かに難易度の高い症例を最初に選んでしまうと，たいへん思いをしてもう二度と行いたくなくなるし，治癒の予後も悪いことが多くなり，自信を失ってしまう．そのため，まずは移植歯の歯根膜がダメージを受けないよう，簡単に抜歯できる凹凸の少ない先細りの単根歯（海綿骨が多く，抜きやすい上顎第三大臼歯がベター）を，その移植歯よりも

やや大きめな幅と高さを有する抜歯窩に移植すれば骨を削合する量も少なく，簡単に，短時間で，予後も良好な結果が期待できる（**図1〜7**）[1〜4]．

そのような症例から始めて成功体験を繰り返すことで，移植に対する自信をつけていくとよいかと思う．間違っても，複根歯や湾曲歯などを移植歯として選び，欠損部の既存骨を削合して移植するというような難易度の高い症例を最初に選ばないこと．

症例1

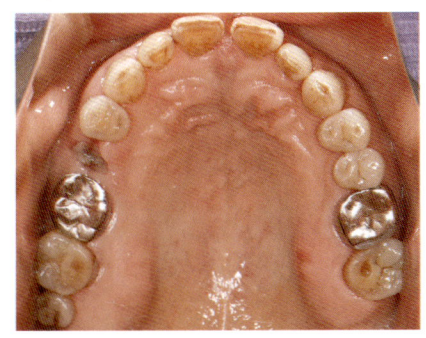

図1 初診時の口腔内写真．5|が歯根破折により他医院にて抜歯．8|に矮小第三大臼歯が抜歯されずに残っていて運命を感じた．

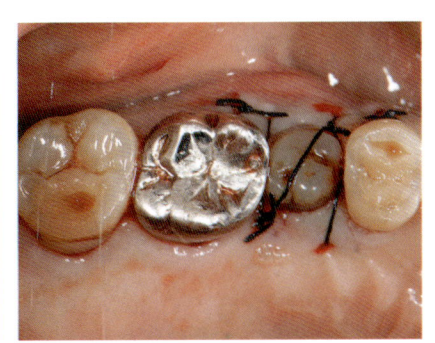

図2a 8|を抜歯し5|の抜歯窩へ移植し，縫合．その後にパックした．手術時間はわずか30分程度．

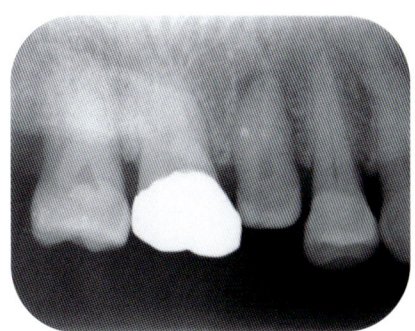

図2b 同デンタルエックス線写真．抜歯窩は，近心壁をわずかに削合したのみ．歯根膜の付着位置が骨頂より深くならないよう注意．

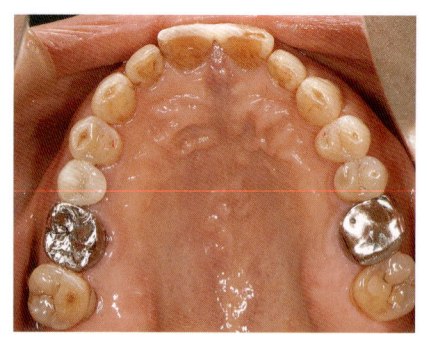

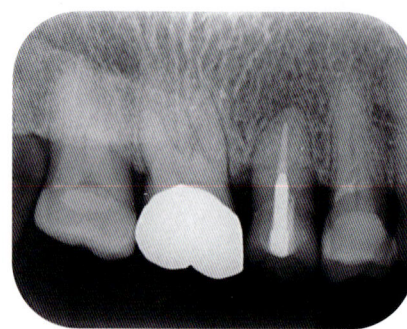

図3 | 図4

図3　最終補綴装置装着時の口腔内写真．患者が保険治療を希望したため，5｜にジャケットクラウン，6｜には全部金属冠を装着した．経過は良好．

図4　移植後8年のデンタルエックス線写真．移植歯の歯根膜腔が明瞭に確認できる．

症例2

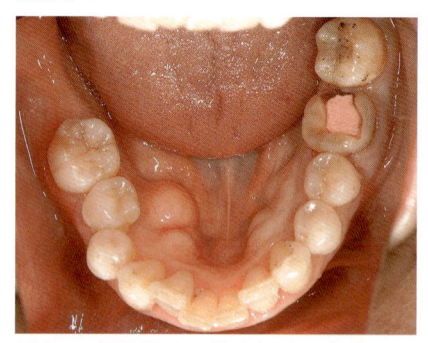

図5a　初診時の口腔内写真．他院にて6｜の根管治療を行うも，自発痛がとれないと来院．

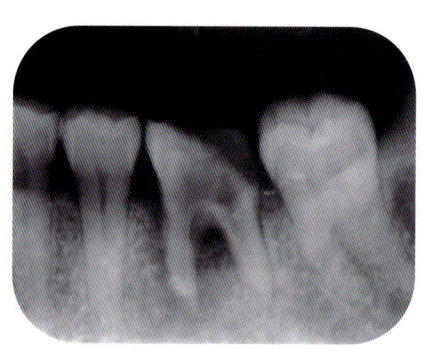

図5b　同デンタルエックス線写真．髄床底に穿孔を認め，保存不可能と診断．

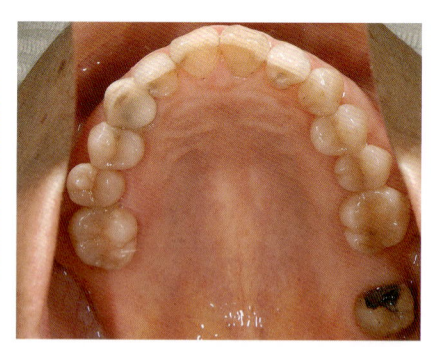

図5c　大きなう窩があるものの機能していない8｜が残存し，これにも運命を感じた．

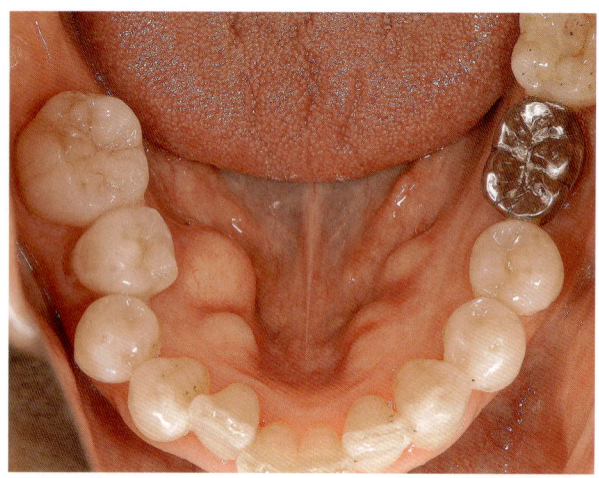

図6　患者が保険治療を希望したため，8｜を移植した6｜に全部金属冠を装着した．咬合力が強いため，頬舌径を小臼歯部程度の大きさで製作した．経過は良好．

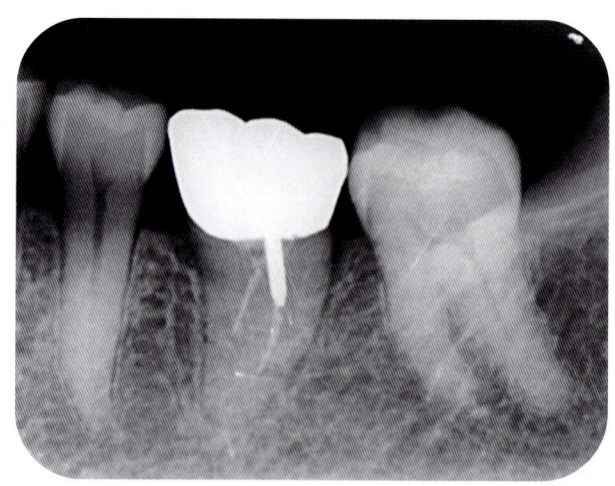

図7　移植後9年のデンタルエックス線写真．移植歯の歯根膜付着が不足していたため，周囲に垂直性の骨欠損はあるものの，移植歯の歯根膜腔が明瞭に確認でき，臨床的な問題はない．

参考文献

1．月星光博．自家歯牙移植．東京：クインテッセンス出版，2014；74．

2．月星光博．インプラントかトランスプラントかの選択基準．In：クインテッセンス出版（編）．別冊 ザ・クインテッセンス．YEAR BOOK'95．東京：クインテッセンス出版，1995：132-44．

3．Andreasen JO. A time-related study of periodontal healing and root resorption activity after replantation of mature permanent incisors in monkeys. Swed Dent J. 1980；4（3）：101-10.

4．市乃川浩，中川寛一，渡部光弘，吉田隆，古澤成博，森永一喜，近藤祥弘，伊藤彰人，淺井康宏．自家歯牙移植に関する実験病理学的検討．日歯保存誌．1998；41（春季特別号）：38．

Q 初めての移植は，どのような症例から始めるとよいですか？ 難易度の高い症例は？②

A ドナー歯は円錐形の単根歯で，移植部は骨幅のある症例を選択する．歯根形態が複雑なものは難しくなる．

執筆：平井友成

　自家歯牙移植の主な検討事項は，ドナー歯の歯根形態と，受容側の骨の状態である．

　通常，自家歯牙移植は，第三大臼歯を大臼歯欠損部へ行う．そこでドナー歯は，上顎第三大臼歯の円錐形単根の歯が歯根膜のダメージが少なく抜歯でき，根管治療も容易なため，初めての移植には適していると思われる．受容側としては，骨量が十分にある部位を選択する．とくに頬舌の骨幅が十分にあると，長期的に良好な予後が期待できる．なお，患者の年齢は40歳ぐらいまでのほうが無難である．

　難易度が高い症例は，上記の逆のパターンを考えると良いだろう．すなわち，抜歯が容易でない2根以上の歯根形態や，歯根湾曲・肥大・開大している症例は慎重な対応が必要となる．また，骨幅が少ないものは，インプラントを検討したほうが良い場合も多い．

　また，歯根未完成歯の移植は非常に有用な治療法だが，やや難易度が高いため，ある程度慣れてから行うことをお勧めする．

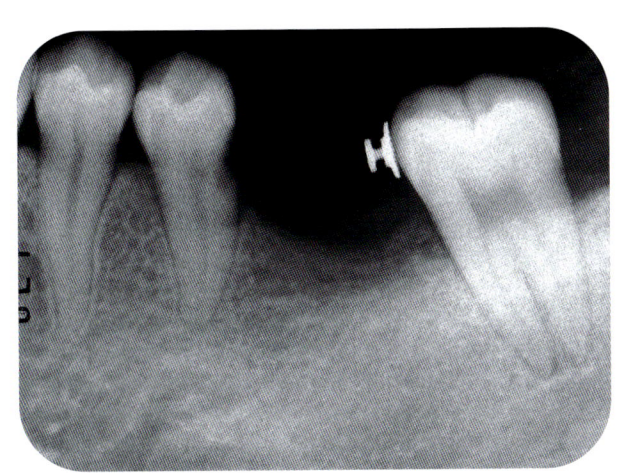

図1　患者は22歳，女性．術前の受容側のデンタルエックス線写真．

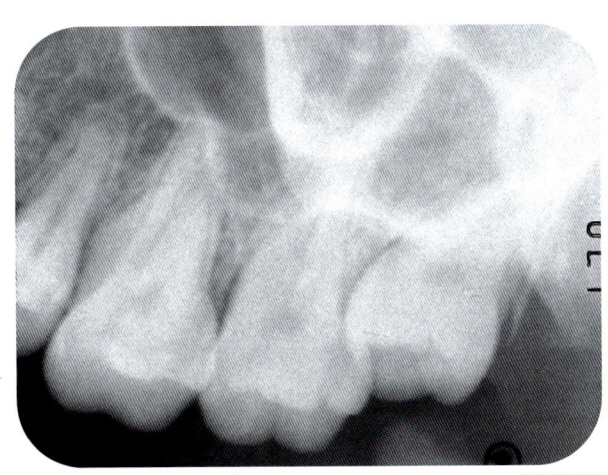

図2　ドナー歯となる|8．必要に応じて，CBCTで歯根形態を確認するとよい．

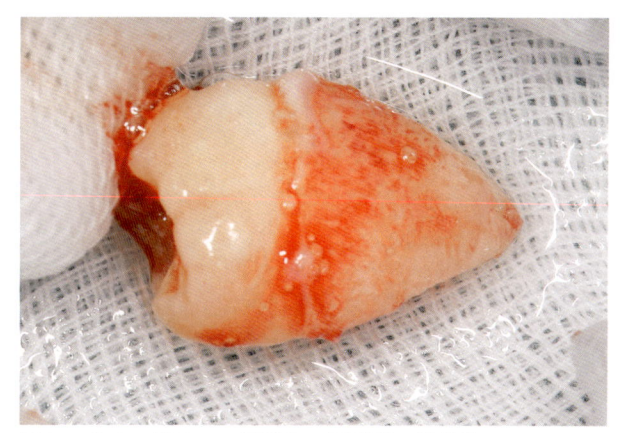

図3　ドナー歯として最適な，円錐形の単根歯.

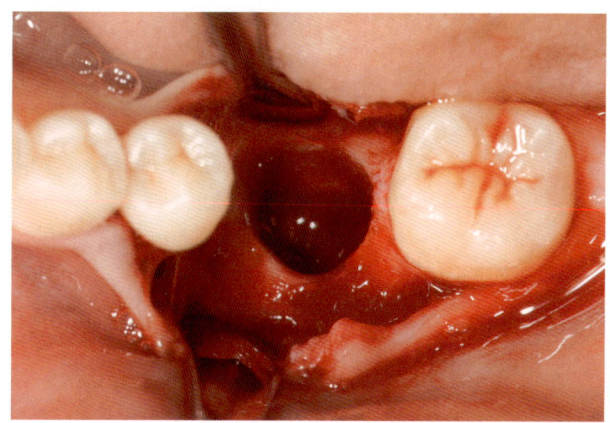

図4　受容側は，頬舌的に十分な骨幅があると良い.

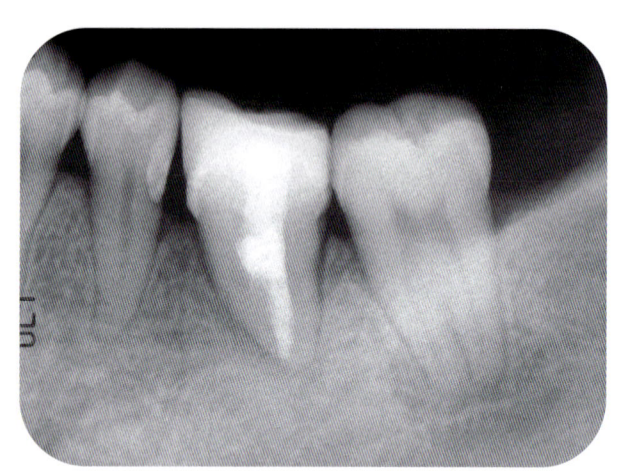

図5　治療終了時の状態.

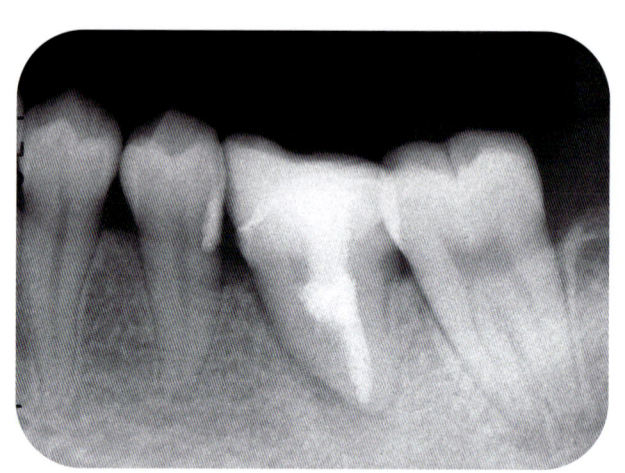

図6　術後2年.安定した状態が続いている.

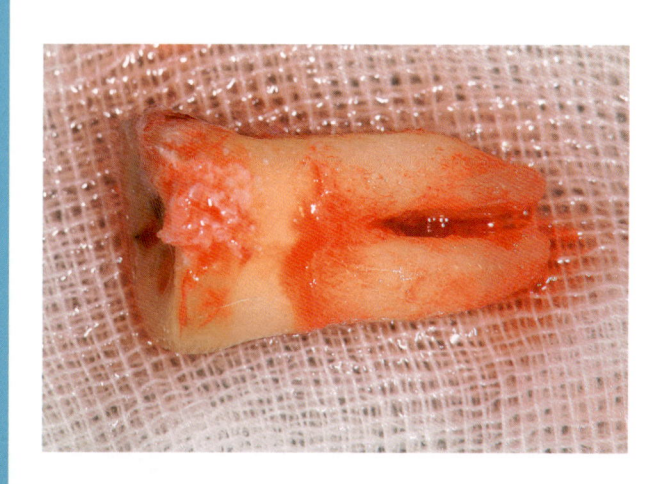

図7　ドナー歯がこのような複根歯の場合は，抜歯時に歯根膜に損傷を与えないよう注意が必要である.単根歯より難易度が高い.

Q 自家歯牙移植の予後に影響を及ぼす要素は何ですか？

A 自家歯牙移植の成功，失敗に影響する要素は多くあるが，解剖学的要素，患者要素，術者要素の3つに分類することができる．

執筆：福場駿介

自家歯牙移植に影響する要素（**図1**）は以下となる．

1．解剖学的要素

1）レシピエントサイト（受容側）

抜歯窩に比べて，抜歯後の治癒した顎堤への移植は，その成功率が下がることが知られている[1]（**図2**）．また，抜歯窩内の炎症（歯根破折や根尖性歯周炎などによる急性炎症）の有無や骨質も影響すると考えられる．さらに，硬組織だけでなく，軟組織による緊密な適合のための角化歯肉幅や歯肉のボリュームなども重要な要素である[2]．

2）ドナーサイト（供給側）

移植の予後にもっとも大きく影響するのは，ドナー歯の健全な歯根膜量やその活性である[3]．歯根長2/3程度，形成の進んだ根未完成歯がよいと報告されている[4]（**図3**）．歯周病罹患歯で歯根膜量の少ないものや，埋伏歯など抜歯手技が難しく，抜歯時に歯根膜に損傷を与えてしまう場合，その予知性は低くなる．移植床の形成の容易さからも，複根や湾曲した歯根形態よりも単根で先細りのドナー歯のほうが，予知性が高いと考えられる[5, 6]．

2．患者要素

歯根形成の段階，歯根膜の活性，骨質の点から，若年者のほうが移植の成功率は高いことが知られている[7]．また，骨代謝にかかわるような全身疾患（骨

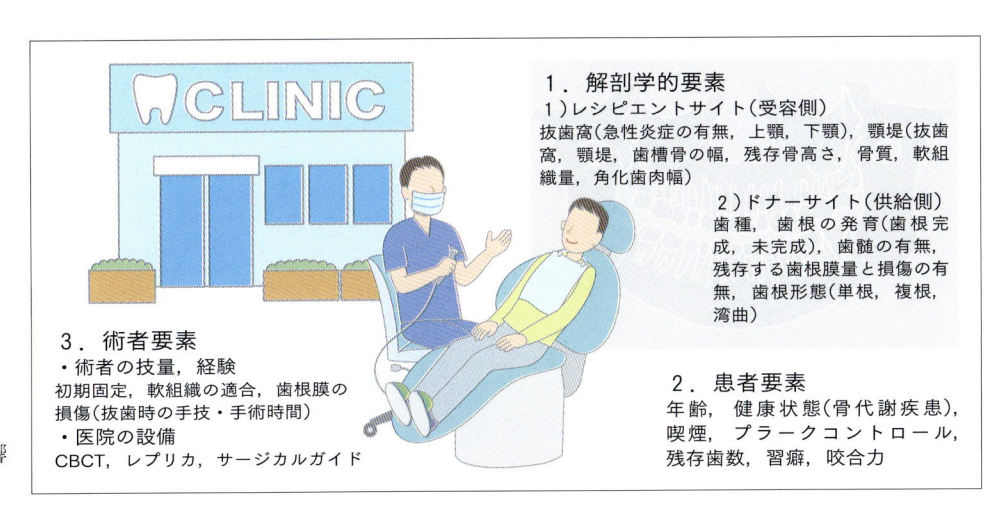

図1　自家歯牙移植に影響する要素.

1．解剖学的要素
1）レシピエントサイト（受容側）
抜歯窩（急性炎症の有無，上顎，下顎），顎堤（抜歯窩，顎堤，歯槽骨の幅，残存骨高さ，骨質，軟組織量，角化歯肉幅）

2）ドナーサイト（供給側）
歯種，歯根の発育（歯根完成，未完成），歯髄の有無，残存する歯根膜量と損傷の有無，歯根形態（単根，複根，湾曲）

3．術者要素
・術者の技量，経験
初期固定，軟組織の適合，歯根膜の損傷（抜歯時の手技・手術時間）
・医院の設備
CBCT，レプリカ，サージカルガイド

2．患者要素
年齢，健康状態（骨代謝疾患），喫煙，プラークコントロール，残存歯数，習癖，咬合力

粗鬆症，リウマチ），服薬（BP製剤），あるいは創傷治癒を損ねる糖尿病や喫煙，不衛生な口腔内などもその成功率を下げる要因だと考えられる．

術後の固定装置の脱離や将来的な歯根破折のリスクなどの点から，残存する咬合支持数やブラキシズムなどの咬合力，習癖の存在もネガティブなリスクファクターであるといえる[8]．

3．術者要素

また，過小評価してならないのは，術者の経験や技量である[9]．規格性のあるインプラント治療とは異なり，さまざまなバリエーションのある抜歯窩，ドナー歯に柔軟に対応できるスキルが必要である．歯根膜を傷つけない抜歯や短い手術時間，ドナー歯に適合のよい移植床の形成，確実な初期固定，ドナー歯周囲の軟組織の適合性など，移植の成功率にかかわる手技的な要因が数多くある．

また，CBCTによる正確な術前の検査（歯根や顎堤の形態）や，歯根膜を傷つけないためのレプリカの製作（図4），正確かつ安全に短時間で移植床を形成するためのサージカルガイドの製作ができる，医院の設備も重要な要因である．

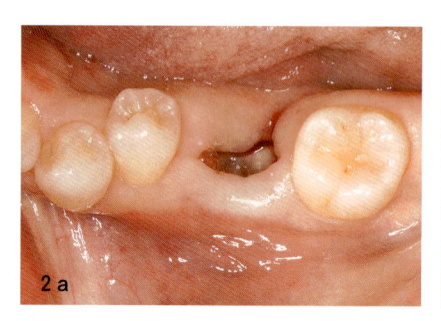
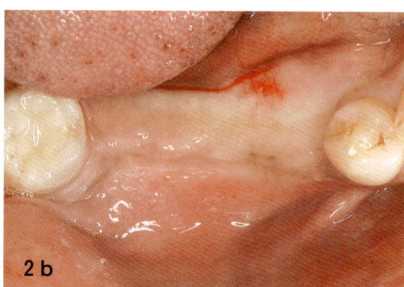
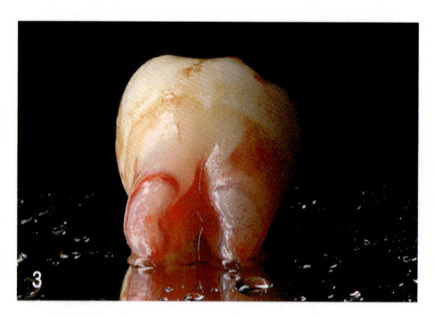
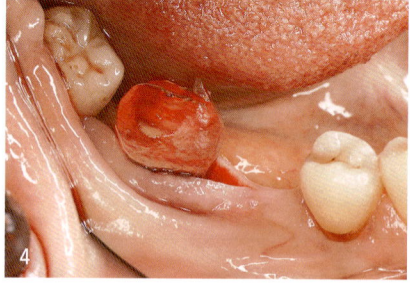

図2a，b　a：抜歯と同時ではなく，早期（抜歯後2週）での自家歯牙移植の様子．陳旧化した歯根破折による急性炎症を認めたため，抜歯窩内が治癒に向かうタイミングと判断した．抜歯窩内は結合組織で満たされ，軟組織は十分に維持されている．b：顎堤への移植時．抜歯後2年経過しており，抜歯窩は完全に治癒している．歯槽骨幅は十分にあるが，ドナー歯と同様な歯根形態に移植床を1から形成する必要がある．

図3　15歳，男児より抜歯された根未完成の埋伏第三大臼歯．根完成歯と比較して，移植の成功率は高く，歯髄の温存も可能な場合がある．

図4　ドナー歯のCBCTデータを用いたレプリカ．実寸よりも少し大きくしておく．形成した移植床へ試適し，形成深度，方向などを確認できる．ドナー歯の試適を繰り返さずに済み，歯根膜の損傷を最低限にできる．

参考文献

1．Tsukiboshi M. Autotransplantation of teeth：requirements for predictable success. Dent Traumatol. 2002 Aug；18（4）：157-80.

2．Tsukiboshi M, Yamauchi N, Tsukiboshi Y. Long-term outcomes of autotransplantation of teeth：A case series. Dent Traumatol. 2019 Dec；35（6）：358-67.

3．Andreasen JO. Effect of extra-alveolar period and storage media upon periodontal and pulpal healing after replantation of mature permanent incisors in monkeys. Int J Oral Surg. 1981 Feb；10（1）：43-53.

4．Moorrees CF, Fanning EA, Hunt EE Jr. Age variation of formation stages for ten permanent teeth. J Dent Res. 1963 Nov-Dec；42：1490-502.

5．Andreasen JO, Paulsen HU, Yu Z, Bayer T, Schwartz O. A long-term study of 370 autotransplanted premolars. Part II. Tooth survival and pulp healing subsequent to transplantation. Eur J Orthod. 1990 Feb；12（1）：14-24.

6．Chung WC, Tu YK, Lin YII, Lu IIK. Outcomes of autotransplanted teeth with complete root formation：a systematic review and meta-analysis. J Clin Periodontol. 2014 Apr；41（4）：412-23.

7．Yoshino K, Kariya N, Namura D, Noji I, Mitsuhashi K, Kimura H, Fukuda A, Kikukawa I, Hayashi T, Yamazaki N, Kimura M, Tsukiyama K, Yamamoto K, Fukuyama A, Hidaka D, Shinoda J, Mibu H, Shimakura Y, Saito A, Ikumi S, Umehara K, Kamei F, Fukuda H, Toake T, Takahashi Y, Miyata Y, Shioji S, Toyoda M, Hattori N, Nishihara K, Matsushima R, Nishibori M, Hokkedo O, Nojima M, Kimura T, Fujiseki M, Okudaira S, Tanabe K, Nakano M, Ito K, Kuroda M, Matsukubo T. A retrospective survey of autotransplantation of teeth in dental clinics. J Oral Rehabil. 2012 Jan；39（1）：37-43.

8．Jang Y, Choi YJ, Lee SJ, Roh BD, Park SH, Kim E. Prognostic Factors for Clinical Outcomes in Autotransplantation of Teeth with Complete Root Formation：Survival Analysis for up to 12 Years. J Endod. 2016 Feb；42（2）：198-205.

9．月星光博．シリーズ MIに基づく歯科臨床vol.04　自家歯牙移植 増補新版．東京：クインテッセンス出版，2014.

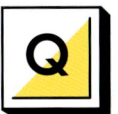

Q 自家歯牙移植ではなく，第三大臼歯を利用した他の治療方針や，インプラントやブリッジのほうがよい症例はありますか？

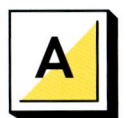

A 適切なドナー歯が存在しない，患者の年齢が高い，第三大臼歯を自然挺出や矯正歯科治療で活用する方法．

執筆：月星太介

適切なドナー歯の存在が必要不可欠であるため，自家歯牙移植の適応症例は少ない．そのため，ほとんどの欠損症例にはインプラントやブリッジが適応となるだろう．

ドナー歯が存在していても，レシピエント部（受容床）に適合しない大きさ（**図1**），抜歯後長期間経過しレシピエント部の骨が完全に治癒して骨幅が十分にない部位や，良好な移植の予後が期待しにくい高齢者（**図2**）に対しては，自家歯牙移植よりもインプラントやブリッジが第一選択となる．

全身状態に問題があり外科処置が不適な場合，または下顎前歯部でインプラントを埋入する骨幅がなく，大幅なGBRが必要になるような症例では，通法のブリッジや接着性ブリッジの適応も考えられる．

また，第三大臼歯を利用した他の治療方針としては，第二大臼歯が保存不可となった場合，第二大臼歯を抜歯して埋伏している第三大臼歯を自然挺出（**図3**）もしくは矯正歯科治療（**図4**）を利用して第二大臼歯の位置まで萌出を誘導することができる．その欠点は時間がかかる点や，矯正歯科治療の場合は費用がかかる点であるが，生活歯のまま第三大臼歯を利用できる利点は大きい．

症例1

図1a 40歳，女性．21年前に移植した歯の周囲歯肉が腫れたため来院．患者が19歳の時に6̄が保存不可となり欠損となるところだったが，当時は移植のオプションがあったため，その後21年間患者はブリッジやインプラント治療を遅らせることができた．写真は初診時のパノラマエックス線写真．6̄は患者が19歳の時に当院で8̄の自家歯牙移植を受けた．移植歯（6̄）の近心根周囲に骨吸収がみられる．さらなる移植歯のドナーとして8|8が存在していたが，CTで確認したところ，すべて大きく分岐した3根の複根歯であり，再度の移植には向いていなかった．また，患者もインプラント治療を希望された．

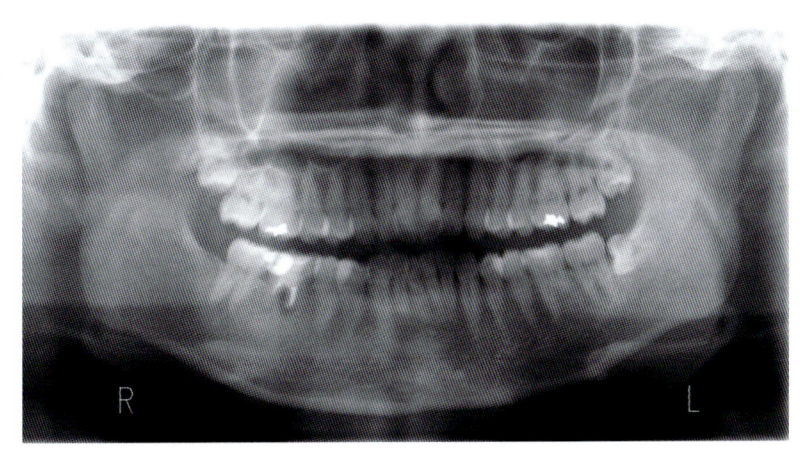

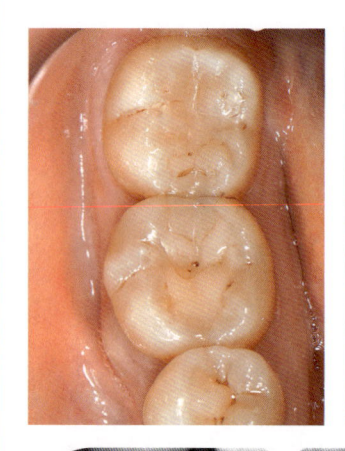
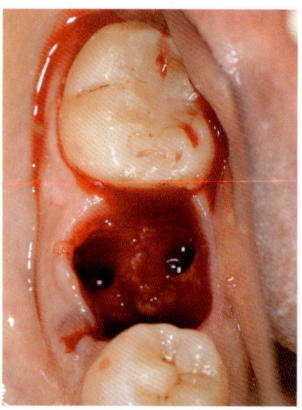
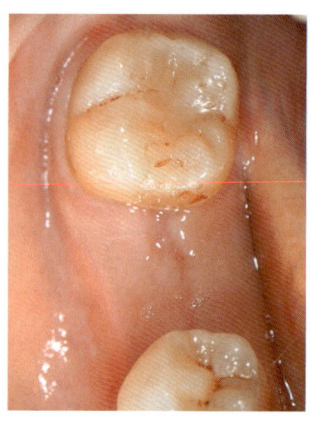
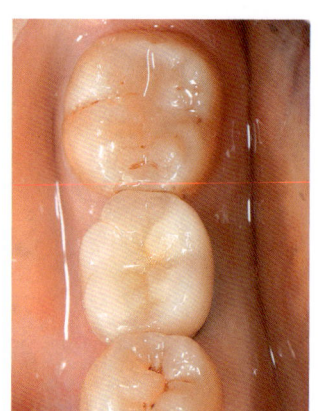

図1b 図1c 図1d 図1e
図1f

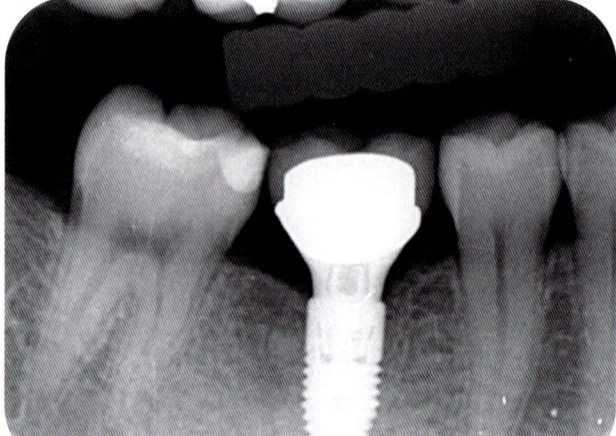

図1b〜f　b：初診時の口腔内写真．6¯の頬側歯肉に腫れがみられる．c：6¯抜歯直後の口腔内写真．d：6¯抜歯後6か月の口腔内写真．抜歯部位の頬舌幅が減少していることがわかる．e：6¯インプラント補綴後の口腔内写真．f：6¯インプラント補綴後のデンタルエックス線写真．

症例2

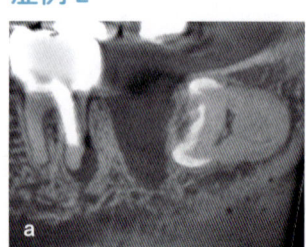
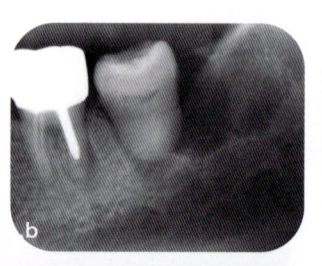
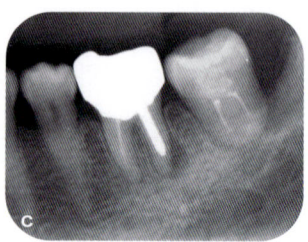
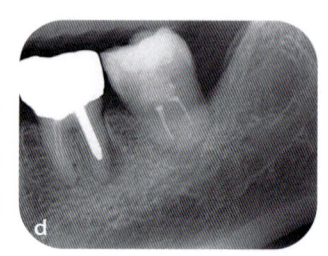

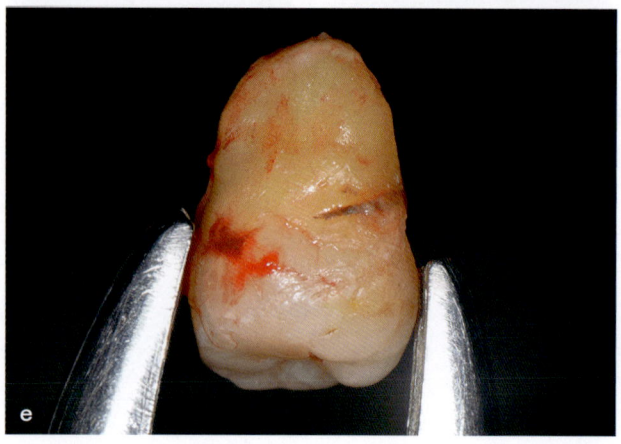

図2a〜e　60歳，女性の患者への自家歯牙移植（失敗症例）．他院で7¯を2週間前に抜歯し，同部位に対するインプラント治療の相談に来院された．インプラント治療を進めるには8¯を抜歯する必要があるため，移植の可能性を説明したところ，まずは自家歯牙移植を希望された．a：初診時のCT像．ドナー歯（8¯）は歯冠まで骨に覆われている状態．b：ドナー歯は骨性癒着に近く，抜歯に相当な時間を要したが，なんとか移植術を終えた．c：移植術4か月後のデンタルエックス線写真．遠心部の骨の治癒を待っている．d：移植術2年後のデンタルエックス線写真．一部のアンキローシスと肉芽の入り込み（舌側遠心にポケットが12mm）がみられ，保存不可能となった．e：移植歯を抜歯した．歯には歯根膜はみられず，骨と直接結合していた部分が1mm程度みられた．

症例3

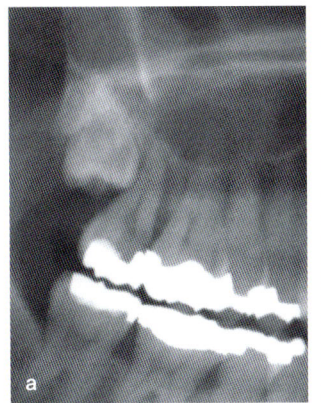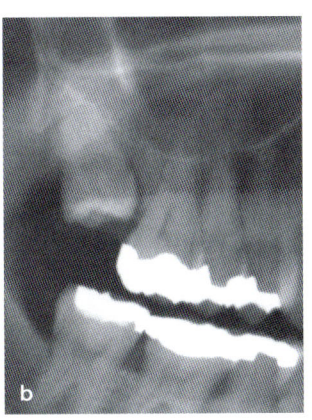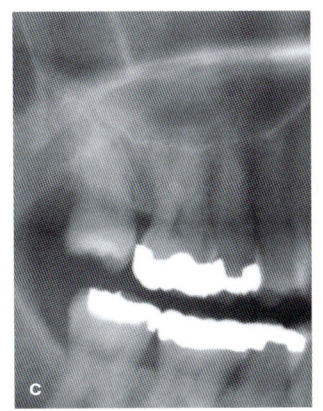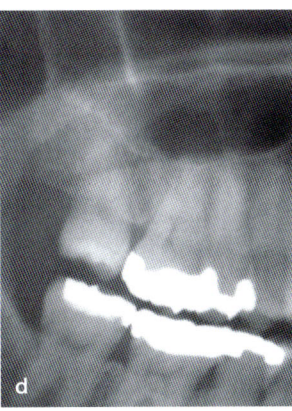

図3a〜d　34歳，女性．7|が痛いため来院．7|の自発痛と遠心からの排膿がみられた．根管治療を行うよりも抜歯して8|を利用するほうが，メリットが高いと判断した．**a**：初診時のパノラマエックス線写真．7|の遠心深くに8|が存在している．**b**：1年後のパノラマエックス線写真．抜歯した7|の部位へ8|が自然挺出し始めている．**c**：2年後のパノラマエックス線写真．7|の位置へ8|が自然挺出した．**d**：6年後のパノラマエックス線写真．8|が自然挺出したことにより，生活歯で，周囲骨も落ち着いている．

症例4

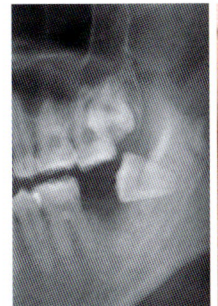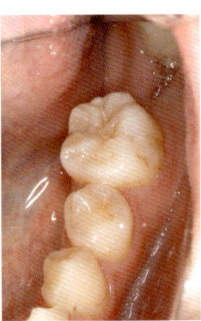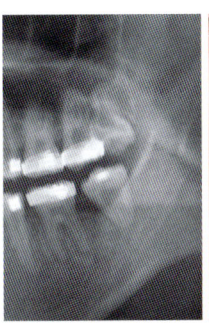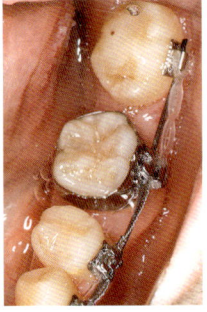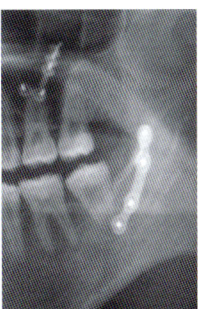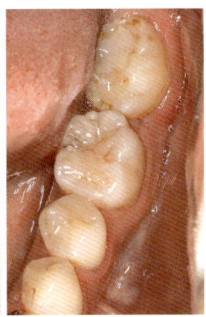

図4a｜図4b｜図4c｜図4d｜図4e｜図4f
図4g

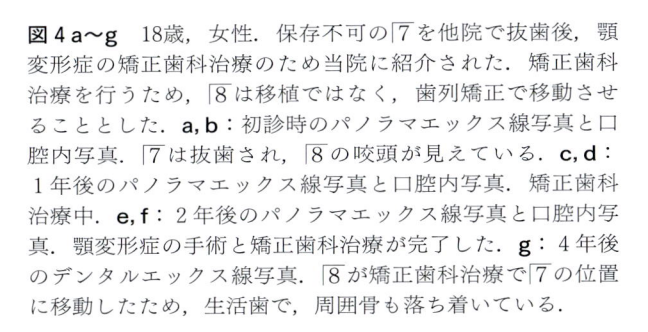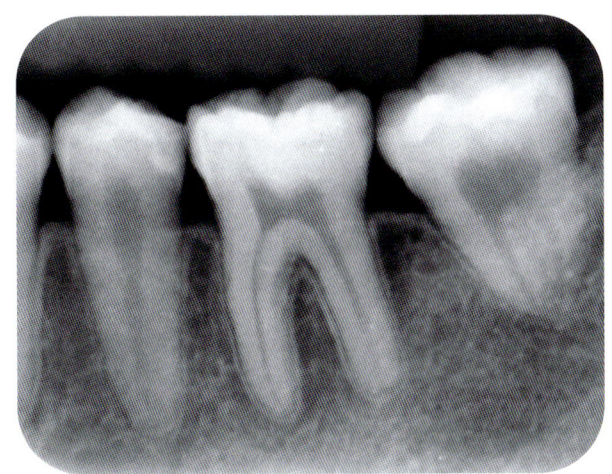

図4a〜g　18歳，女性．保存不可の|7を他院で抜歯後，顎変形症の矯正歯科治療のため当院に紹介された．矯正歯科治療を行うため，|8は移植ではなく，歯列矯正で移動させることとした．**a,b**：初診時のパノラマエックス線写真と口腔内写真．|7は抜歯され，|8の咬頭が見えている．**c,d**：1年後のパノラマエックス線写真と口腔内写真．矯正歯科治療中．**e,f**：2年後のパノラマエックス線写真と口腔内写真．顎変形症の手術と矯正歯科治療が完了した．**g**：4年後のデンタルエックス線写真．|8が矯正歯科治療で|7の位置に移動したため，生活歯で，周囲骨も落ち着いている．

参考文献

1．Tsukiboshi M. Autotransplantation of teeth：requirements for predictable success. Dent Traumatol. 2002 Aug；18（4）：157-80.

2．Tsukiboshi M, Yamauchi N, Tsukiboshi Y. Long-term outcomes of autotransplantation of teeth：A case series. Dent Traumatol. 2019 Dec；35（6）：358-67.

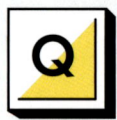

Q 自家歯牙移植とインプラントを共存させる場合，どのような利点があるでしょうか？

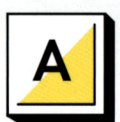

A インプラントの隣に移植歯が配置されることで，インプラント周囲の骨吸収が抑制され，軟組織形態も理想的な状態で維持される．

執筆：飯田吉郎

　隣に歯根膜を有する歯根が存在しない3歯以上の連続した欠損部は，両隣に歯根が存在する欠損部と比べ歯槽骨の吸収が大きく生じ，インプラントの埋入が困難になるだけでなく，経年的に歯槽骨の吸収が継続し，インプラント周囲の骨吸収も進行する可能性がある[1~3]．

　インプラント治療に自家歯牙移植を組み合わせ，連続した欠損部を移植歯で分断し，インプラントの隣に歯根膜を有した歯根を配置できれば歯槽骨の吸収を抑制することができるだけでなく，補綴方法も

単純となり，インプラント補綴の予知性が高まると考える．

　また，移植歯はインプラントよりも過大な咬合力に耐えうると考えられるので，咬合力を強く受ける部位に移植歯を配置すれば，インプラント部位の咬合負担を分散することが可能となる．さらに，矯正歯科治療に反応することが移植歯の利点なので，インプラント周囲の硬軟組織のマネージメントに移植歯の矯正移動を利用することも可能である．

　以上をふまえて，下記に2症例供覧する．

症例1

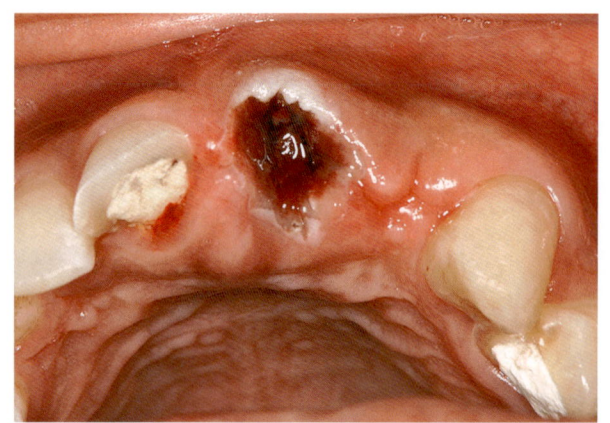

図1　交通事故により顔面を強打し，受傷から2か月経過後，紹介により来院した．[1 2]は抜歯され，破折している[1]，[4]は根管治療がなされていた．

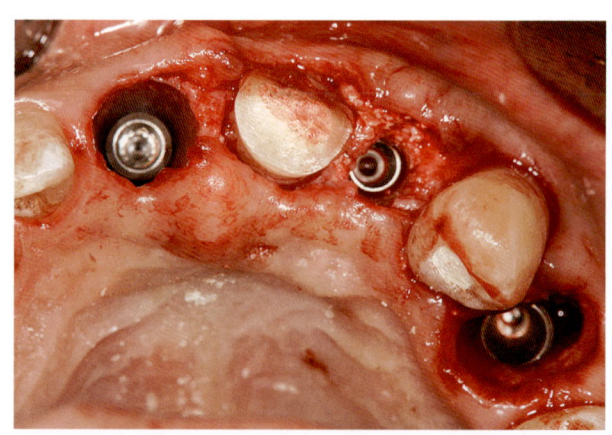

図2　[1]，[2 4]部へインプラントを埋入し，抜歯した[1]を口蓋側面が唇側に向くように180°回転させて[1]部へ移植した．

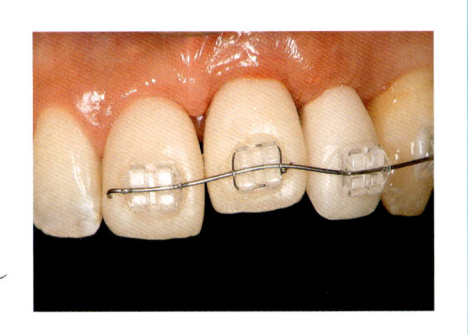

図3　2か月後，移植した|1 の歯肉縁レベルを 1|と揃えるために，挺出を開始した．移植歯を利用してインプラント周囲軟組織の調整を行っていく．

図4a 図4b

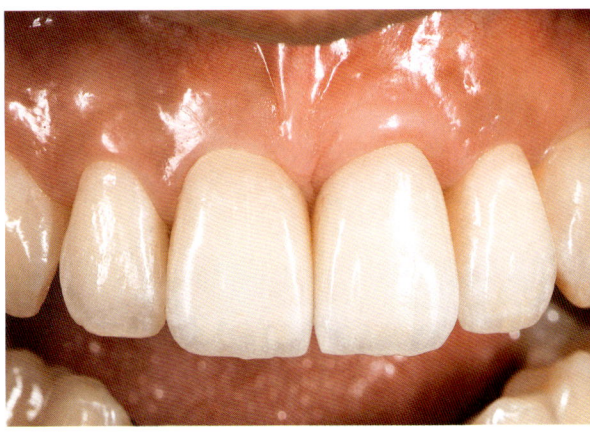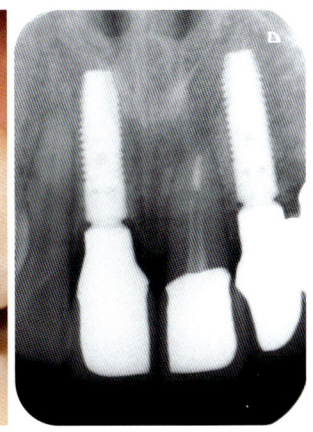

図4a, b　最終補綴装置装着後の正面観とデンタルエックス線写真．1|，|2 インプラントの間に移植歯が存在することで，インプラント周囲の硬軟組織が理想的な状態に誘導され，維持されている．

症例2

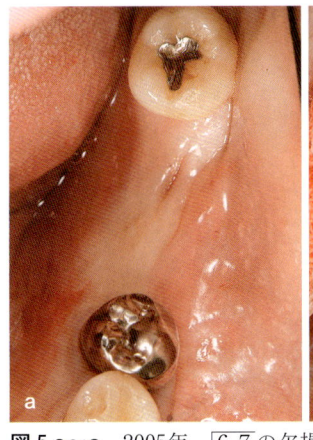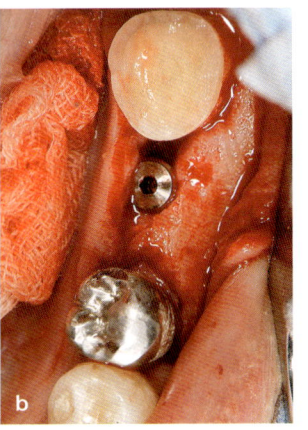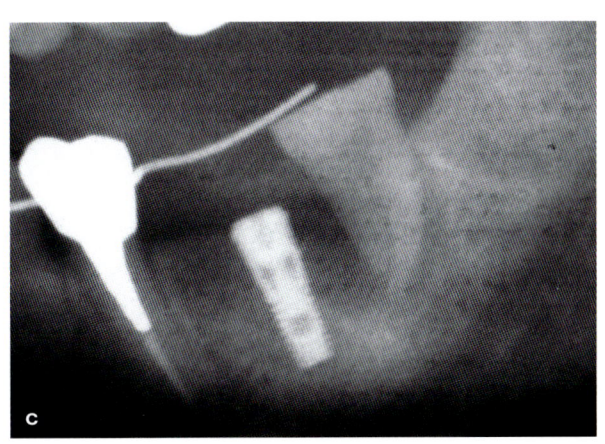

図5a〜c　2005年，|6 7 の欠損部に対しインプラント補綴を計画したが，患者が激しいブラキサーであることを考慮して，顎関節に近く，より強い咬合力を負担する|7 部には|8 から自家歯牙移植を行い，|6 部には通常どおりインプラントを埋入した．

図6a 図6b

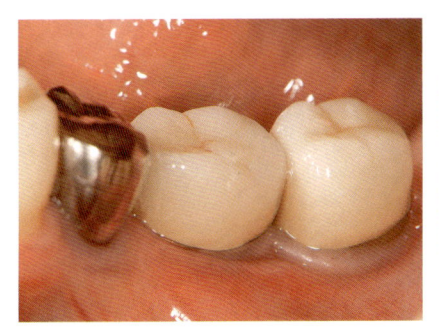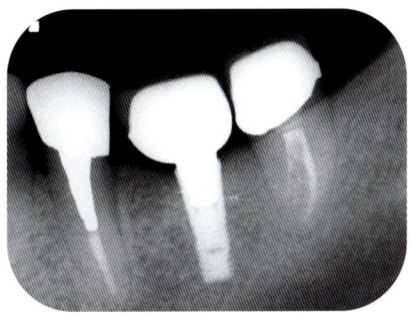

図6a, b　2006年，最終補綴装置装着後．移植歯も良好に経過している．

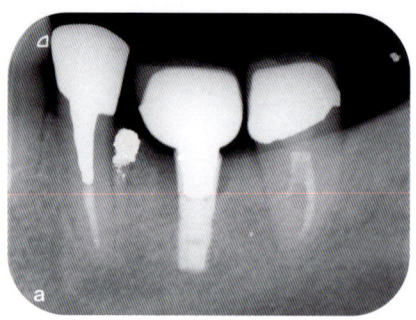
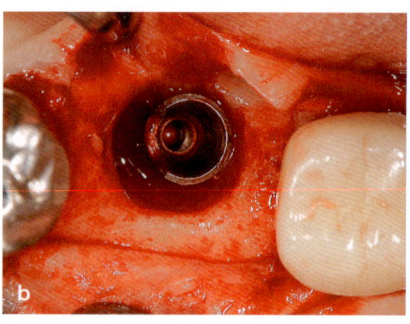
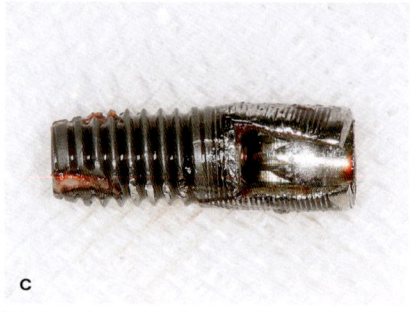

図7 a～c 2012年，6のインプラント周囲に骨吸収像が見られた．そこで上部構造を撤去すると，インプラント体のネック部に縦破折がみられたため撤去した．過大な咬合力が一因であると考えられるが，7の移植歯は良好に経過している．

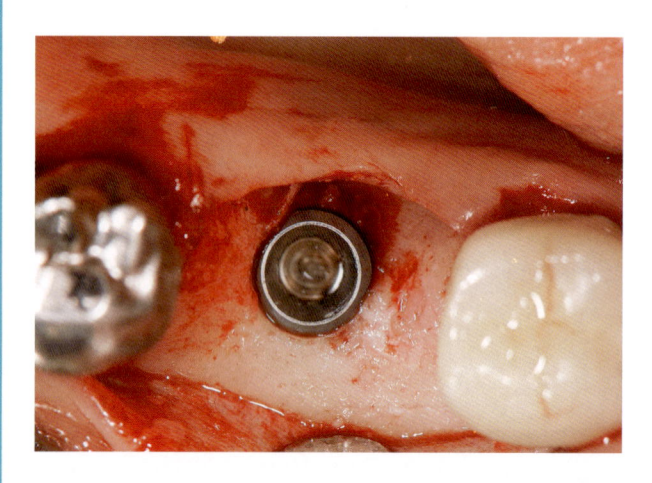

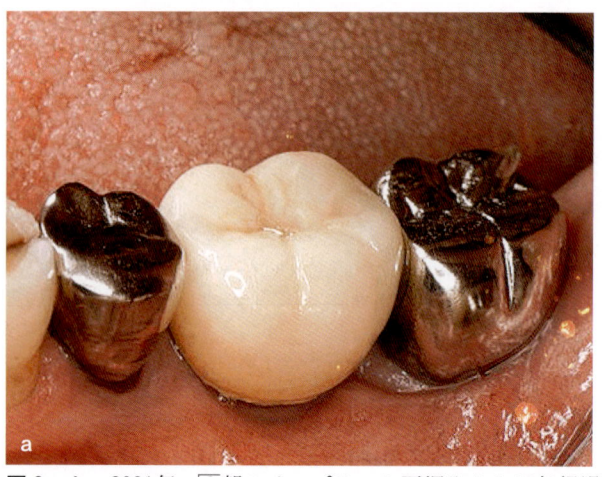

図8 1年後，骨の治癒を待って，6部に径の太いインプラントを再度埋入した．

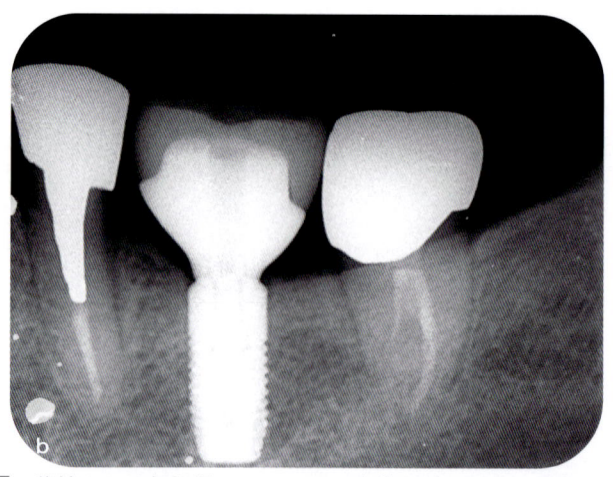

図9 a, b 2021年，6部のインプラント再埋入から12年経過時．7は移植から19年経過しているが，歯槽硬線も明瞭に確認でき，良好に経過している．19年の間にインプラント体の交換を要するほどの咬合力を有する患者であるが，歯列の最後方に配置した移植歯は，歯根膜を有する利点を生かして過大な咬合力を受け止めて機能し，顎関節の保護にも役立っていると考えられる．

参考文献

1. Favero G, Botticelli D, Rea M, Pantani F, León IG, Lang NP. Influence of presence or absence of teeth adjacent to implants installed immediately into extraction sockets on peri-implant hard tissue levels：an experimental study in the dog. Clin Oral Implants Res. 2013 Mar；24(3)：262-9.

2. Al-Rasheed A, Al-Shabeeb MS, Babay N, Javed F, Al-Askar M, Wang HL, Al-Hezaimi K. Histologic assessment of alveolar bone remodeling around immediate implants placed in single and multiple contiguous extraction sites. Int J Periodontics Restorative Dent. 2014 May-Jun；34(3)：413-21.

3. 飯田吉郎．審美インプラントの治療戦略 成功に導く22のレシピ．東京：クインテッセンス出版，2023.

審美インプラントの治療戦略

Strategies in the Esthetic Zone
22 Recipes

成功に導く**22**のレシピ

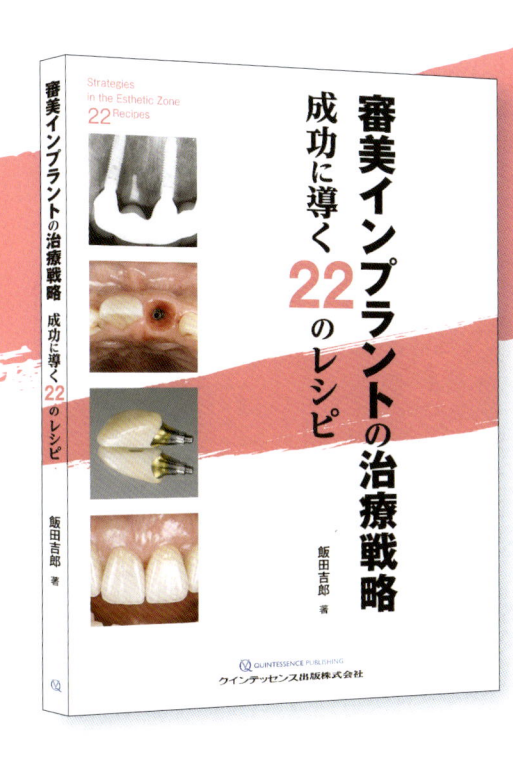

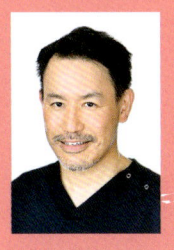

飯田吉郎 著

　前歯部インプラント審美治療時に役立つディシジョンツリーを提案し、それに対応した22症例を取り上げて詳説している。解説時には治療戦略や経過だけでなく、症例のポイントや理論背景となる論文も提示しており、歯科医師が治療計画を立てる際に役立つヒントが満載。著者のこれまでの臨床経験が反映されており、インプラント治療の初心者だけでなくエキスパートにも役立つ指南書である。

症例ごとにディシジョンツリーやエビデンスとなる論文を挙げながら解説！

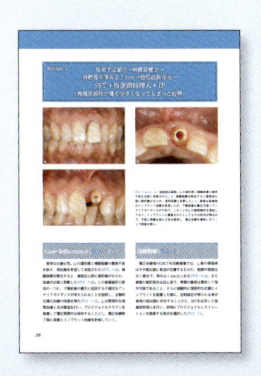
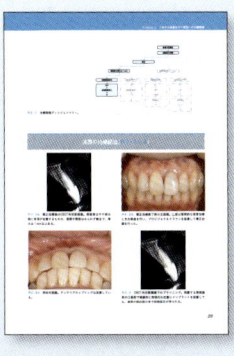
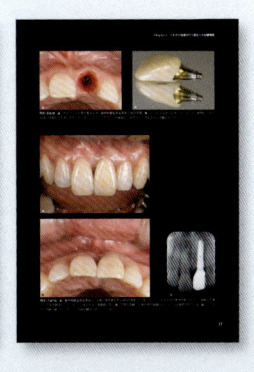
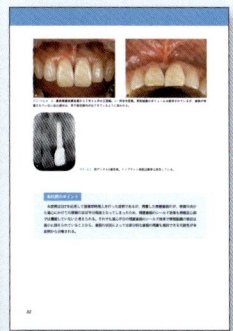
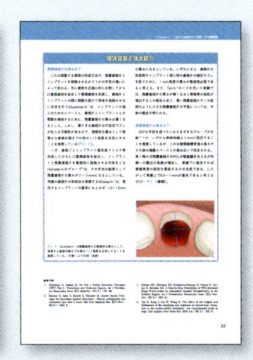

QUINTESSENCE PUBLISHING 日本　●サイズ：A4判　●216ページ　●定価14,300円（本体13,000円＋税10%）

クインテッセンス出版株式会社

〒113-0033　東京都文京区本郷3丁目2番6号　クイントハウスビル
TEL 03-5842-2272（営業）　FAX 03-5800-7592　https://www.quint-j.co.jp　e-mail mh@quint-j.co.jp

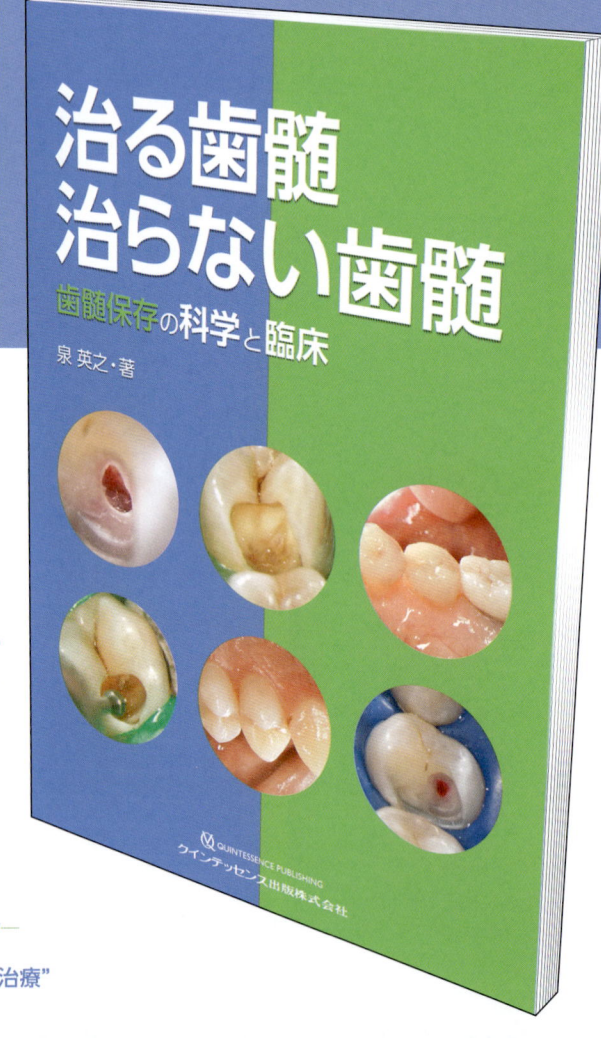

治療計画

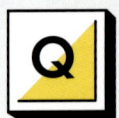 移植のシミュレーションが甘く，治療時に手間取ります．
よい対策はありますか？①

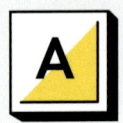 少なくとも，CBCTで三次元的な移植歯の歯根形態と受容部の骨形態を
把握することは必須である．

執筆：吉田健二

移植治療を計画する際（**図1**）には，まずはCBCTを撮影し，移植歯の歯根長とセメント-エナメル境での近遠心と頬舌の幅径，受容部歯槽骨の近遠心と頬舌幅径を計測する．

次に，移植歯を植立する向きを考察し，移植歯を植立する深さを計画する．理想としては移植歯の歯根はできるだけ骨内に収めるべきであるが，とくに頬舌側の骨壁が裂開し移植歯の歯根の一部が骨縁上に露出することになっても，歯肉弁を密着させて被覆できるならそこまで問題とはならないと考えてい

る．また，中間欠損への移植の場合は，歯冠部が欠損部近遠心スペースに収まるか，歯冠隣接面の削合を必要とするかを判断する（**図2**）．

実際のドリリングのために，CBCT歯軸断面像で歯根の豊隆や湾曲の方向など三次元的な形態のイメージをつかむ（**図3**）．歯頸部で骨を削りすぎるのは問題となるが，歯頸部から根尖部にかけては少々削りすぎても問題とはならないので，控えめとなりすぎないように骨削除を行うことで，治療時間は短縮されると考えている（**図4**）．

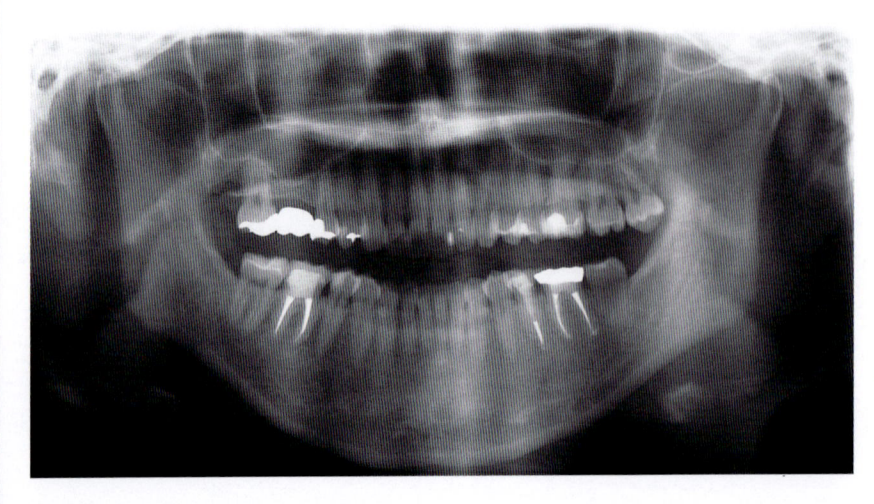

図1 32歳，女性の術前パノラマエックス線写真．上顎右側のインレーブリッジが脱離した欠損部位に，⌞8を移植することとなった．

図2a|図2b
図2c|図2d

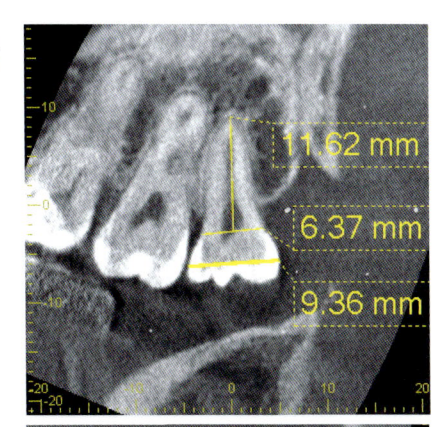
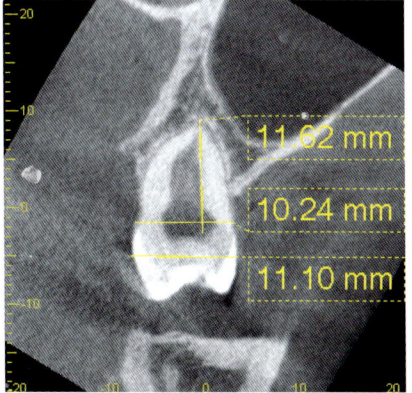

11.62 mm
6.37 mm
9.36 mm

11.62 mm
10.24 mm
11.10 mm

図2a～d　CBCT像での移植歯（a, b）と
受容部（c, d）の計測．上顎洞底の挙上が
必要であること，歯冠の近遠心幅径が欠
損部に収まることがわかる．上顎洞底粘
膜をどのあたりまで剥離するかもイメー
ジしておく．移植歯を植立する向きとし
ては，移植後の修復の際に頬舌側の歯冠
豊隆を維持し歯質削除量を少なくできる
ように，移植歯の頬側が受容部の頬側
に，すなわち移植歯の近心が受容部の遠
心に位置するように計画した．

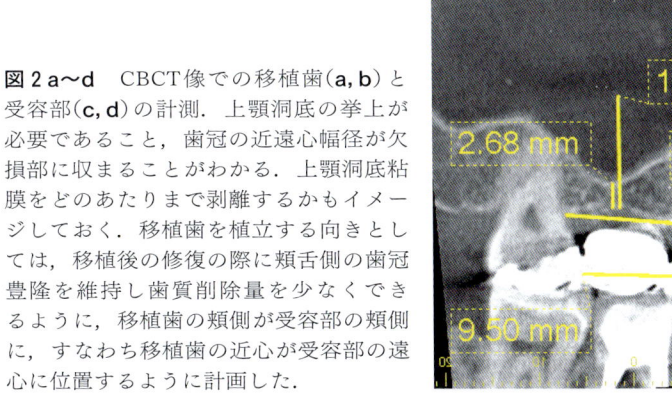
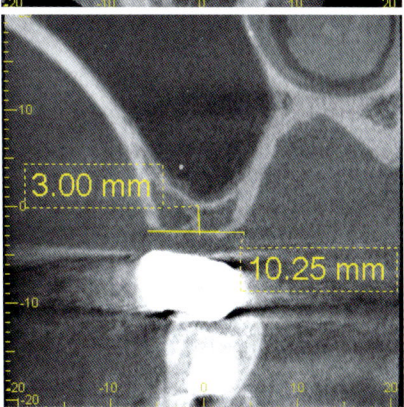

2.68 mm
11.70 mm
12.02 mm
9.50 mm

3.00 mm
10.25 mm

図3a|図3b

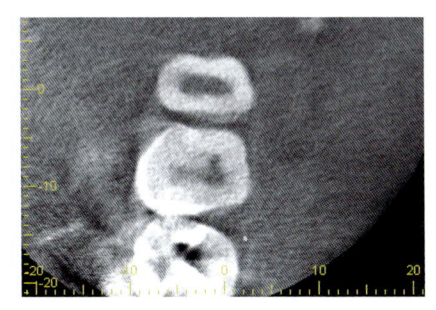
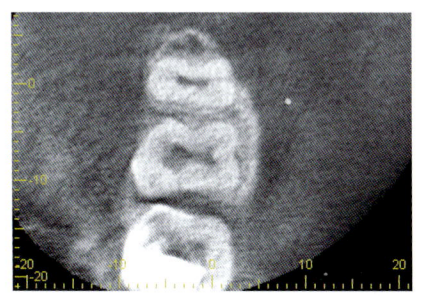

図3a, b　移植歯のCBCT歯軸断面像．a：
骨頂付近．b：骨頂から2mm根尖側．

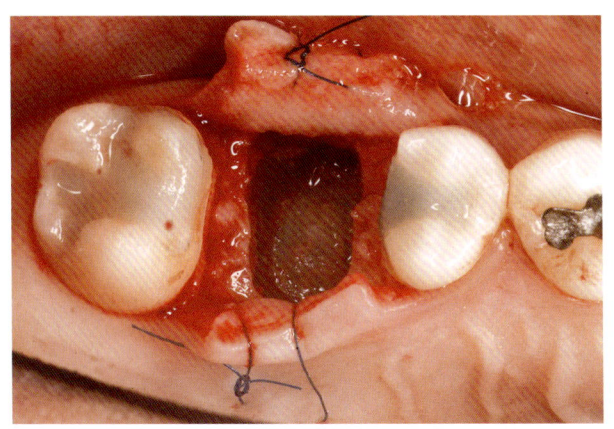

図4a　受容部の骨窩洞形成終了時．移植歯の近心が受容部
の遠心に位置する向きになることを考えて，CBCTでの歯根
断面形状（図4b）を見ながら骨窩洞を形成する．

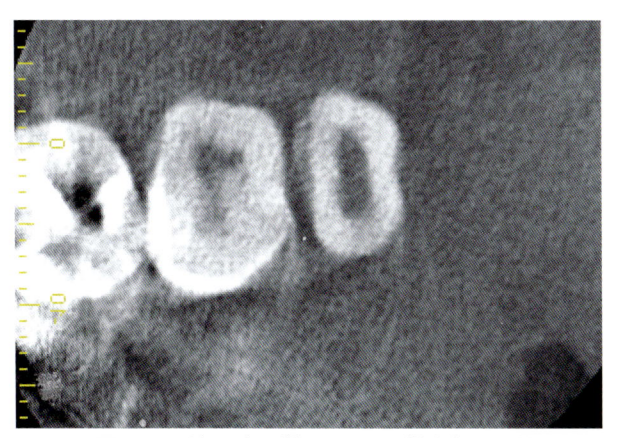

図4b　図3aの反転回転画像．図3aは根尖部から見ている
断面像となるため，画像を反転し歯冠部から見た断面像に
して，実際に移植する向きに合わせて回転させておくこと
で，骨窩洞形成の際に削る形態を把握しやすくなる．

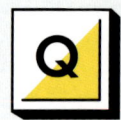 移植のシミュレーションが甘く，治療時に手間取ります．よい対策はありますか？②

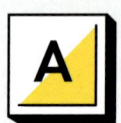 デジタル技術を応用した移植の事前シミュレーションによって，治療精度および安全性の向上，そして時間短縮が見込まれる．

執筆：月星陽介

筆者の提案するデジタルシミュレーションのワークフローを**図1**に示す[1]．最初のステップでは"3D Slicer"というフリーソフトウェアを用いて，CBCTのDICOMデータからドナー歯およびレシピエントの顎骨をセグメンテーションし，.stlファイルとして3Dデータ化する．

次にMedit DesignというCADソフトウェアを用いて，先ほど作成したレシピエントのデータと口腔内スキャンデータを患者の歯に基づいて重ね合わせることで，統合モデル(integrated model)を作成し，患者の口腔内をソフトウェア上に再現する．

最後にドナー歯のデータをintegrated model上で

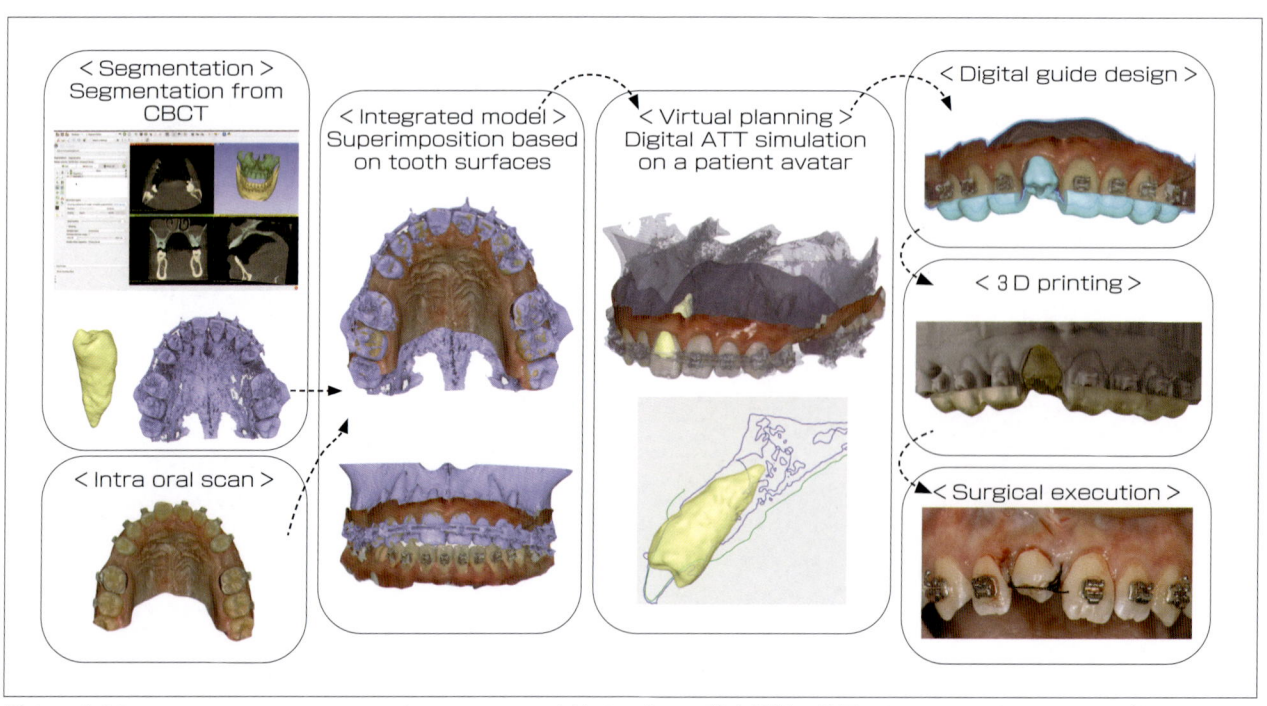

図1 デジタルシミュレーションのワークフロー．この方法は，すべて基本無料で使用できるソフトウェアのみで行えることが特徴である(参考文献1より引用)．

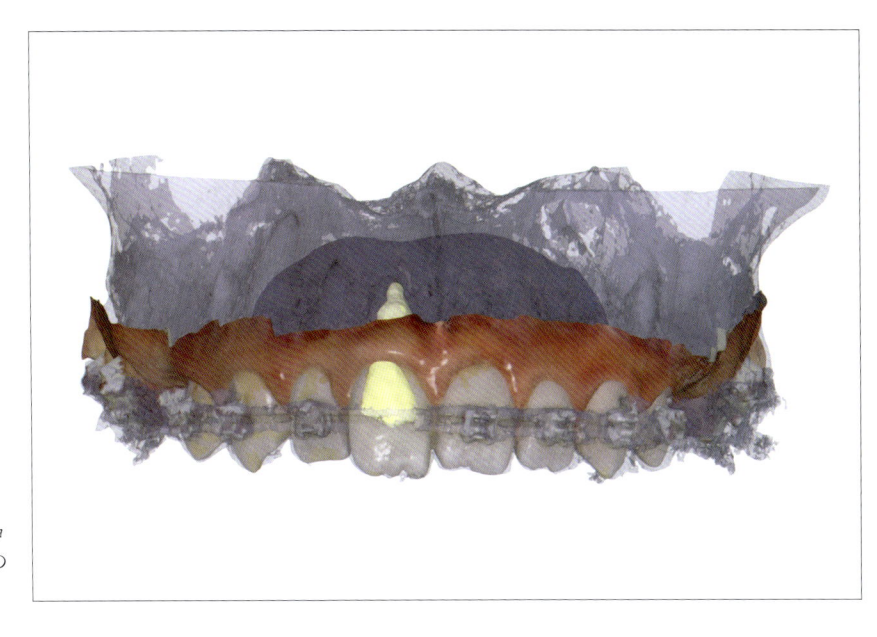

図2a 移植のデジタルシミュレーション．顎骨および軟組織内でのドナー歯の三次元的位置を検討できる．

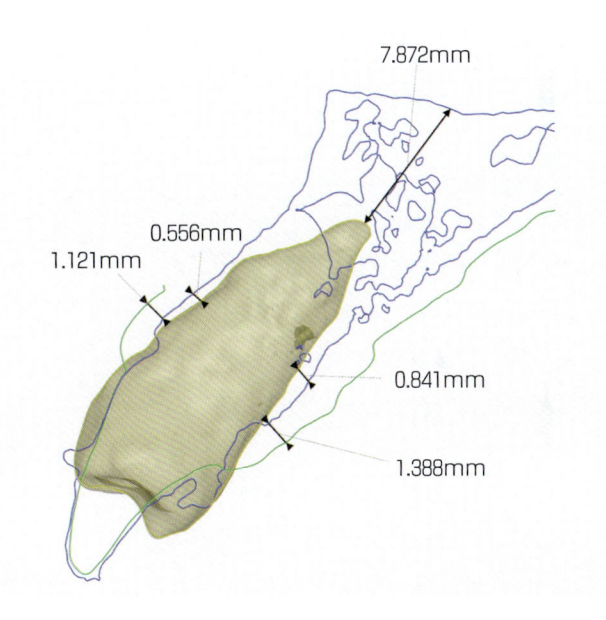

図2b ドナー歯の位置付け後の矢状断面像．周囲の解剖学的構造物との距離計測も可能である．

移動させ，移植のデジタルシミュレーションを行う．これによって，ボーンハウジング内でのドナー歯根の三次元的位置や対合歯との距離，削除すべき骨量，下顎管との距離などといった，実にさまざまなパラ

メーターを事前に知ることができる（**図2**）．さらに，このシミュレーションを基に移植のためのサージカルガイドの製作も可能である．

参考文献

1．Tsukiboshi Y. Digital Simulation and Designing of a Novel Osteotomy Guide for Autotransplantation in the Anterior Region. Dent Traumatol. 2024 Sep 24.

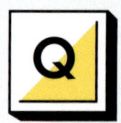

Q 歯根未完成歯の移植と歯根完成歯の移植との違いは何ですか？

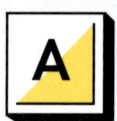

A 移植後に根管治療が必要か不要か．基本的に歯根未完成歯の移植後の根管治療は不要で，歯根完成歯の移植後の根管治療は必須である．

執筆：月星太介

歯根完成歯の移植では，移植2週間後から根管治療が必要である．一方，歯根未完成歯の移植では，移植後のドナー歯に"歯髄の治癒"と"歯根の成長"が期待されるため，基本的に根管治療は不要である．この歯根未完成歯の移植とは，根尖孔が1mm以上開大しており，ヘルトヴィッヒの上皮鞘が健全に付着している状態のドナー歯を移植した場合に成立する（図1，2）．しかし，術中，術後の歯髄感染やヘルトヴィッヒの上皮鞘にダメージを受けている場合は正常な治癒はみられず，炎症性吸収などの問題に発展する可能性がある．それを早期に発見するため，術後1，2，3，6，9，12か月のデンタルエックス線写真撮影や臨床症状の経過観察が必須である．もし問題があれば，即座に根管治療を開始する．

歯根未完成歯の移植でとくに配慮すべきことは2つある．1つ目は，約8割の移植歯の歯根成長は，そのまま停止または途中で停止してしまうことである（図3）．そのため，あまりに幼若で歯根の短いドナー歯を移植した場合，十分な歯根の成長が望めないこともある．したがって，移植時におけるドナー歯の歯根の成長時期はStage 4または5が適切と考えられる（図4〜6）．

2つ目の注意点は，ドナー歯にう蝕が存在していること，またはエナメル質を過度に調整し，象牙質を露出させることである．ドナー歯は抜歯とともに失活する．失活した歯髄には歯髄内圧が存在しないため，象牙細管からの細菌侵入を防げなくなり，歯髄はまもなく細菌に侵されてしまう（図7）．

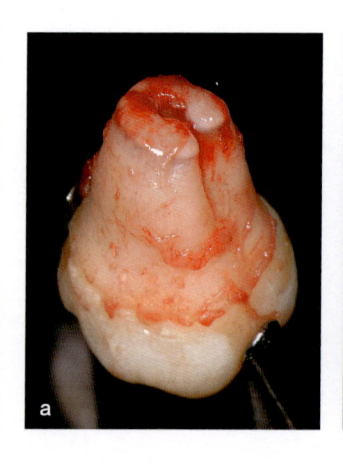
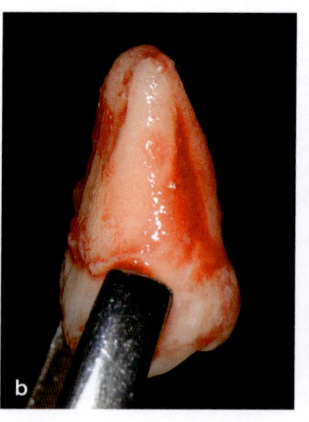
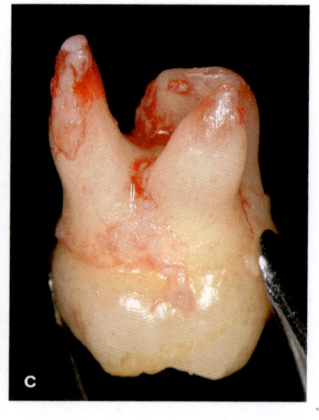

図1a〜c　歯根未完成歯と歯根完成歯．**a**：歯根未完成歯．根尖部に歯乳頭が見られる．**b**：歯根完成歯．根尖部は閉鎖しており，歯乳頭は見られない．**c**：歯根未完成歯根（口蓋根）と歯根完成歯根（頬側根）の両方を有する複根歯．口蓋根のみ歯乳頭が観察される．もしこの歯を移植歯として使用した場合，根管治療が必要となる．

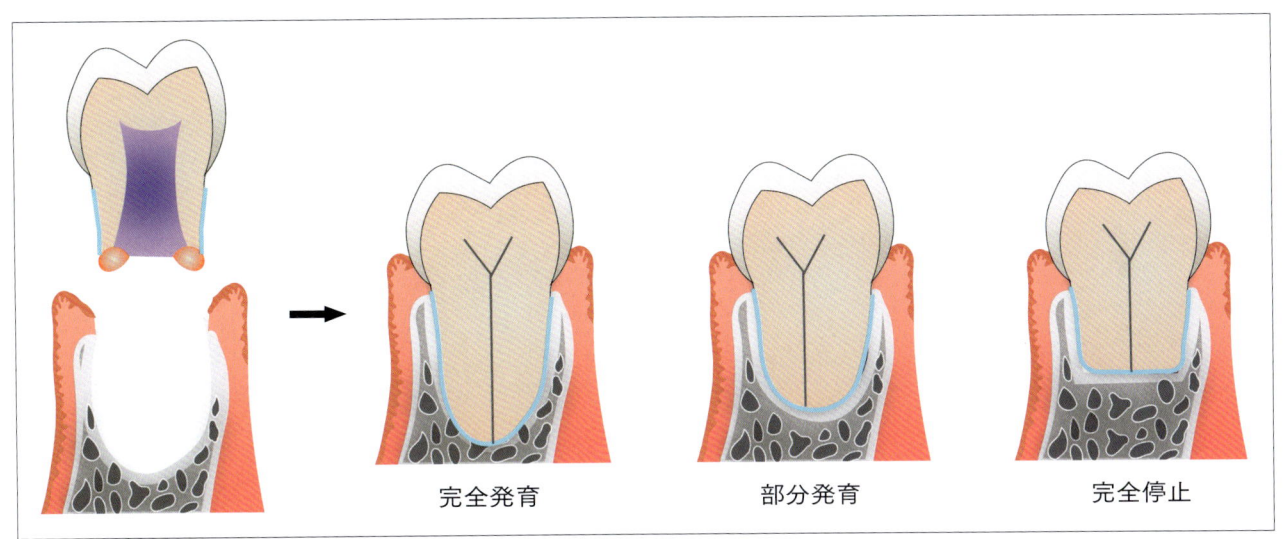

根尖孔の直径（mm）	0.1〜0.9	1.0〜1.9	2.0〜2.9	3.0〜3.9	4.0〜4.9	5.0〜6.9
歯髄治癒（歯数）	4（13%）	53（87%）	107（97%）	63（68%）	10（83%）	6（86%）
歯髄壊死（歯数）	26	8	3	1	2	1
根尖孔の直径が1mm以下では歯根未完成でも歯髄の自然治癒は見込めない		⟷ 根尖孔の直径が1mm以上で94%の歯髄の自然治癒が見込める				

図2 根尖孔の直径と歯髄治癒の起こる割合．参考文献1より引用・改変．

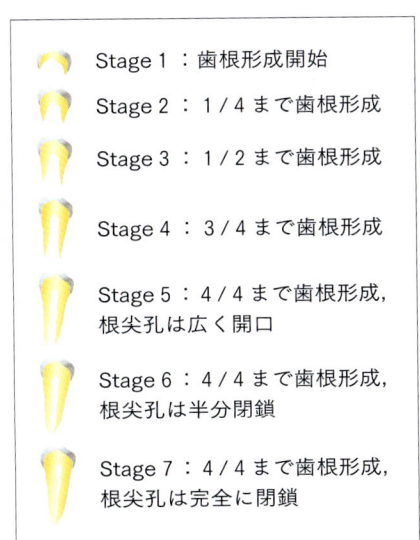

完全発育 部分発育 完全停止

図3 歯根未完成ドナー歯の移植後の歯根発育について．歯根未完成歯の移植において，約80%の歯根の成長が部分発育または完全停止となる．参考文献2より引用・改変．

Stage 1：歯根形成開始

Stage 2：1/4まで歯根形成

Stage 3：1/2まで歯根形成

Stage 4：3/4まで歯根形成

Stage 5：4/4まで歯根形成，根尖孔は広く開口

Stage 6：4/4まで歯根形成，根尖孔は半分閉鎖

Stage 7：4/4まで歯根形成，根尖孔は完全に閉鎖

図4 Moorreesらによる歯根発育段階の分類．参考文献3，4より引用・改変．

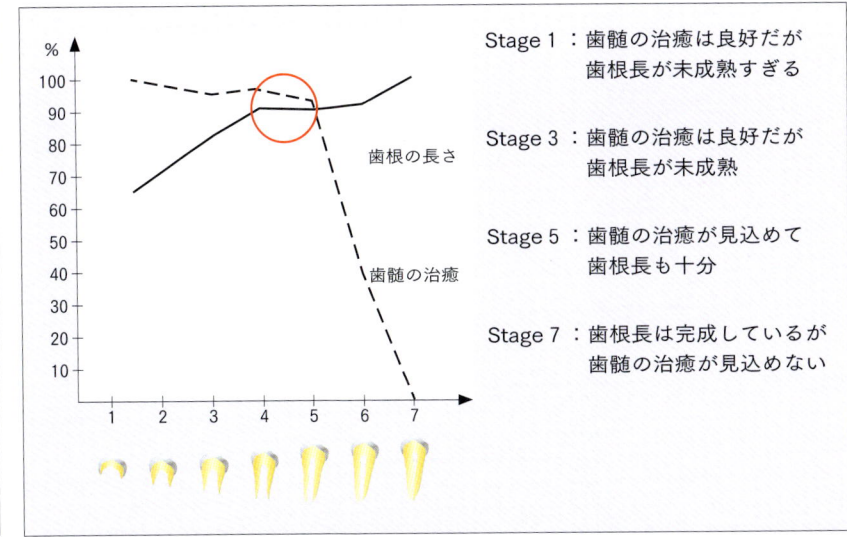

Stage 1：歯髄の治癒は良好だが歯根長が未成熟すぎる

Stage 3：歯髄の治癒は良好だが歯根長が未成熟

Stage 5：歯髄の治癒が見込めて歯根長も十分

Stage 7：歯根長は完成しているが歯髄の治癒が見込めない

図5 歯根未完成歯の移植の時期．参考文献4，5より改変・引用．

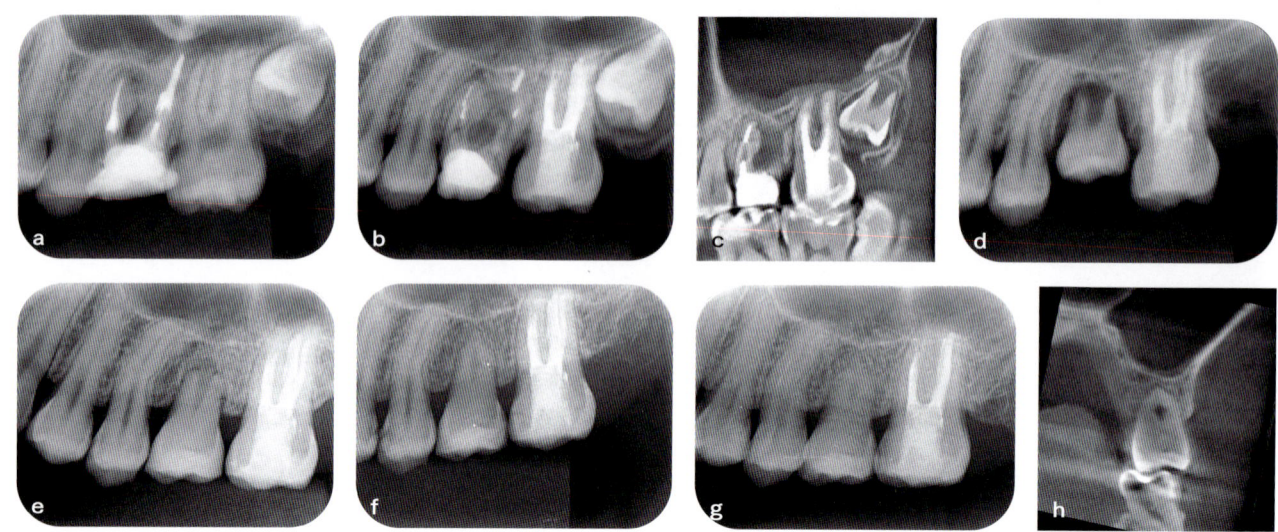

図6 a〜h　歯根未完成歯の移植症例．**a**：初診時のデンタルエックス線写真．6|の分岐部と近心根周囲に骨欠損がみられる．8|の歯根の発育はStage 1 あたりだったため，移植歯としてはまだ幼若すぎる．**b**：4年後のデンタルエックス線写真．6|の再根管治療はしてあるが，歯根破折のため骨欠損が治癒せず，6|は保存不可と判断された．**c**：4年後のCBCT画像．8|の歯根の発育はStage 3 あたりである．この後6|へ移植術を行った．**d**：移植直後のデンタルエックス線写真．移植歯が深く位置づけられているのがみられる．**e**：移植後1年のデンタルエックス線写真．歯髄の治癒と歯髄腔の石灰化がみられる．移植歯はEPTに反応する．**f**：移植後4年のデンタルエックス線写真．歯根の発育がみられるが，部分発育にとどまっているようにみえる．**g**：移植後8年のデンタルエックス線写真．臨床上とくに問題はない．**h**：移植後8年のCBCT画像．正常な歯根膜腔と部分的な歯髄腔が観察される．

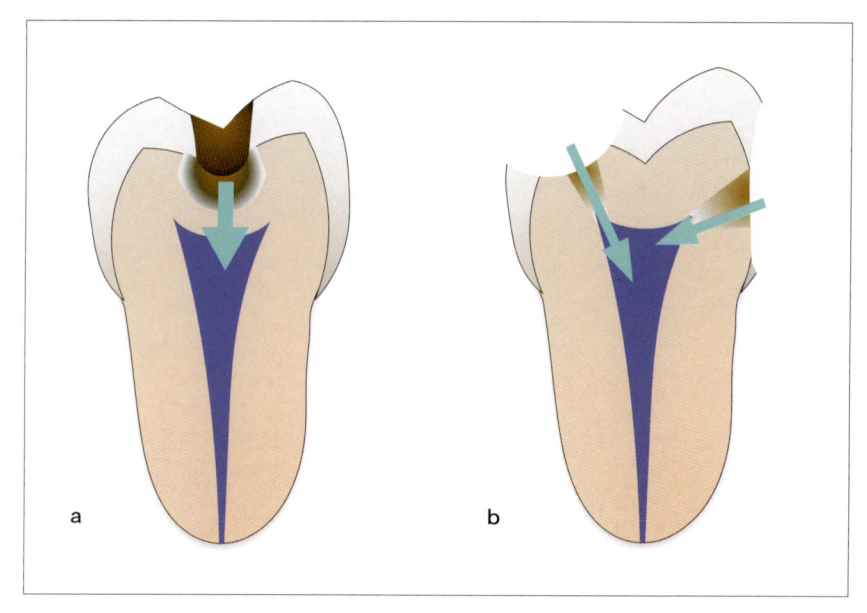

図7 a, b　移植後のドナー歯（失活歯）における細菌の歯髄への侵入経路（失活歯は歯髄内圧が存在しないため，象牙細管からの細菌の侵入を防げず，歯髄が感染する）．**a**：もともと存在していたう蝕．**b**：象牙質が露出するほどエナメル質を調整した場合．

参考文献

1．Andreasen JO, Paulsen HU, Yu Z, Bayer T, Schwartz O. A long-term study of 370 autotransplanted premolars. Part II. Tooth survival and pulp healing subsequent to transplantation. Eur J Orthod. 1990 Feb；12（1）：14-24.

2．Andreasen JO, Paulsen HU, Yu Z, Bayer T. A long-term study of 370 autotransplanted premolars. Part IV. Root development subsequent to transplantation. Eur J Orthod. 1990 Feb；12（1）：38-50.

3．Moorrees CF, Fanning EA, Hunt EE Jr. Age variation of formation stages for ten permanent teeth. J Dent Res. 1963 Nov-Dec；42：1490-502.

4．月星光博．シリーズ MIに基づく歯科臨床vol.04　自家歯牙移植 増補新版．東京：クインテッセンス出版，2014：43,51.

5．Andreasen JO. Atlas of replantation and transplantation of teeth. Philadelphia：WB Saunders, 1992.

STEP
03

外科術式

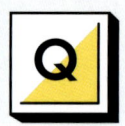

Q ドナー歯をどのように抜歯するとよいですか？

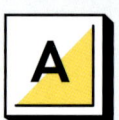

A 原則，ヘーベルを用いず，鉗子を使用して，ゆっくりていねいに時間をかけて抜歯する．

執筆：平井友成

抜歯の手法により，移植の成功率は大きく変わる．成功率を上げるためには，できる限り抜歯時に歯根膜損傷を起こさないようにすることが大切となる．そのためには，抜歯しやすい歯根形態の歯を，ドナー歯として選択することが重要である（**図1**）．円錐形の歯根形態がベストであるが，極端な歯根湾曲・肥大・開大でなければ，複数の根管をもつ歯でも可能である（**図2**）．

器具は鉗子を用いる．ダイヤモンド等のコーティングもしくは溝のある鉗子が滑りにくく，推奨される（**図3**）．ヘーベルを用いると，その部分の歯根膜が挫滅するため，原則鉗子のみで抜歯を行う．

下顎のように骨密度が高く硬い部位は，とくに慎重な対応が必要となる．鉗子をしっかり把持し，時間をかけてゆっくり，ていねいに脱臼させる．歯根分離用の鉗子も便利である（**図4**）．

円錐形の歯根なら回転方向に，複根ある歯根なら頬舌的に少しずつ動かして，徐々に脱臼・抜歯していこう．

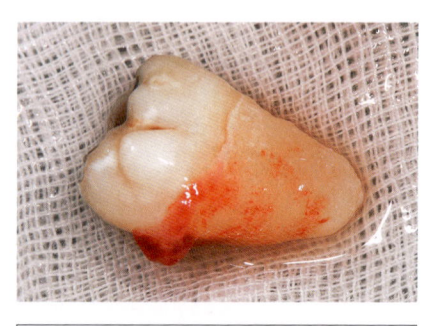 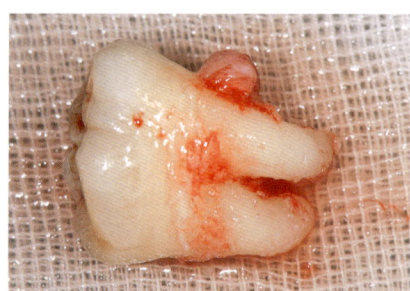 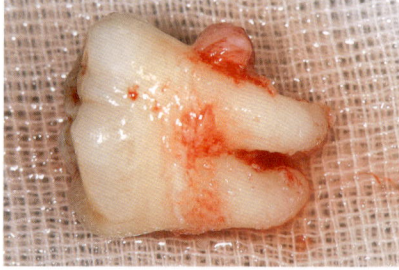

図1 ｜ 図2

図1 このような円錐形の歯根形態の歯は，抜歯時に歯根膜の損傷が少ない．
図2 複根の歯根でも，極端な歯根肥大・湾曲・開大がなければ可能である．

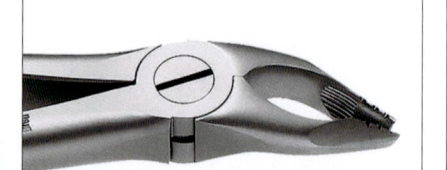 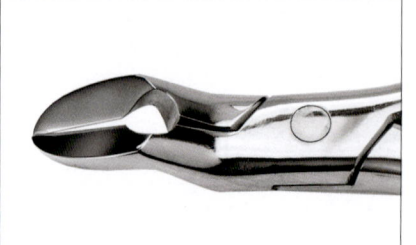

図3 ｜ 図4

図3 このように溝があったり，ダイヤモンドコーティングがされている鉗子を用いると滑りにくい（写真は，ROBA 抜歯鉗子 #35N，マイクロテック）．
図4 歯根分離用鉗子も有用である（写真は上顎用．抜歯鉗子〔#67 上顎歯根分離用〕，ヨシダ）．

Q ドナー歯の術前矯正は必要ですか？　しないほうがよいですか？①

A 非機能歯や下顎の第三大臼歯などがドナー歯で抜歯が困難な際は，術前矯正は効果的である．矯正的挺出やジグリング力をかける装置など状況により使い分ける．

執筆：斎田寛之

　自家歯牙移植術において，ドナー歯の抜歯のための術前矯正は必ずしも必要なものではない．自家歯牙移植のドナー歯として最適な単根歯であったり，周囲骨が柔らかく抜歯がしやすい上顎臼歯部などでは，術前矯正をしなくても歯根膜を傷つけずに抜歯することが可能である．また，術前矯正もモジュールなどの一方向にだけ力をかける方法によっては，加圧される側に硝子様変性を起こすといわれており[1]，その弊害も指摘されている．

　しかし，自家歯牙移植術の成功において，ドナー歯の歯根膜を傷つけずに抜歯することは非常に重要なポイントである．自家歯牙移植のドナー歯として選択される非機能歯は咬合圧を受けておらず，まっ

たく動揺がみられなかったり，第三大臼歯のように歯根形態が複雑であるなど，しばしば抜歯が困難な状況に遭遇する．とくに下顎の非機能歯である第三大臼歯をドナー歯とする場合は，抜歯が困難なことが多く，そのような時は抜歯を容易にするために術前矯正を行うことが多い．

　術前矯正でもっとも効果的なのは矯正的挺出であり，挺出分のスペースが存在する状況であれば矯正的挺出を行う．臼歯部ではしばしば挺出のスペースを確保することが困難な状況があり，その際にはドナー歯にジグリング（揺さぶり）力をかける術前矯正が効果的である[2]（図1～8）．

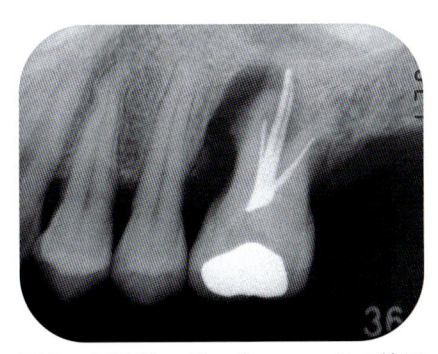

図1　初診時のデンタルエックス線写真．患者は53歳，男性，非喫煙者．6は，歯周炎の進行により，近心根は根尖まで付着が失われた状況であった．

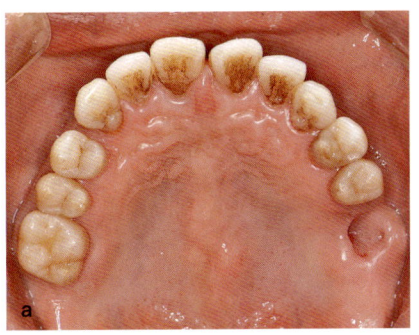
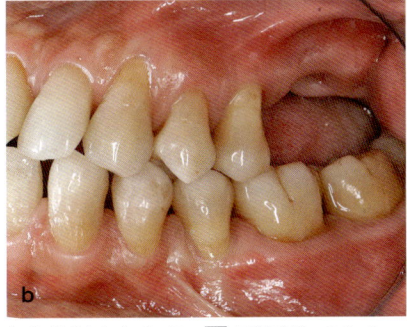

図2a,b　6は口蓋根ならびに遠心根の保存も検討されたが，8が残存しており，今回は8を6部へ自家歯牙移植することで咬合支持を回復することにした．写真はすでに6抜歯後であるが，歯周炎の進行により，硬組織も軟組織も失われた状況であった．

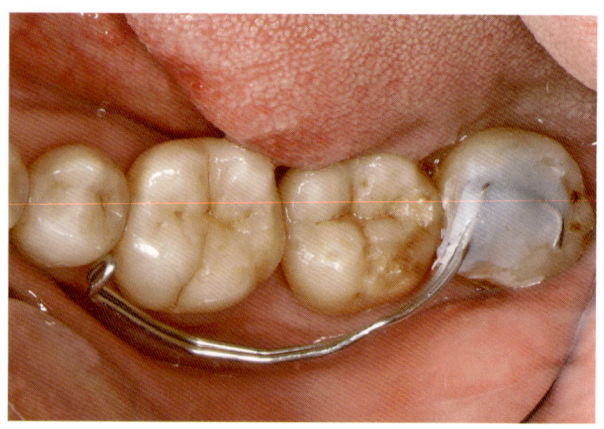

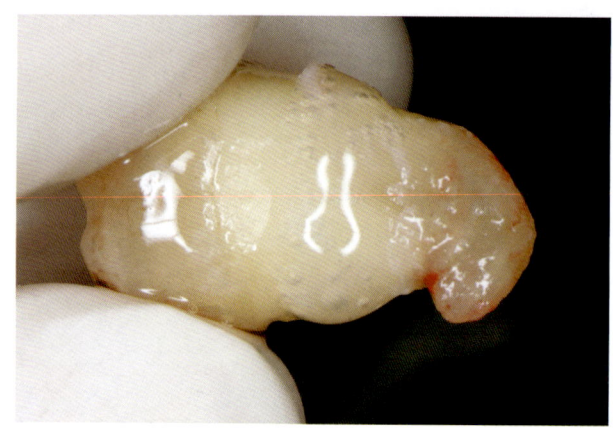

図3 ⌐8は非機能歯かつ単根であったが，CT画像により歯根が根尖で湾曲していることがわかった．ドナー歯の歯根膜ができるだけ傷つけないよう抜去を行うために，ドナー歯にジグリング力をかける術前矯正を行った．0.9mmステンレスワイヤー（サンコバルトクラスプ線，モリタ）を湾曲し，前方部は⌐5の頬側咬頭に早期接触する形状とした．

図4 抜去したドナー歯はやはり根尖が湾曲していたが，ジグリング力をかけていたため，容易に抜去できた．遠心面で一部歯周炎の進行が見られた．歯石をていねいに除去後，EDTA24％根面処理剤で根面処理を行い，その後にエムドゲインを塗布した．

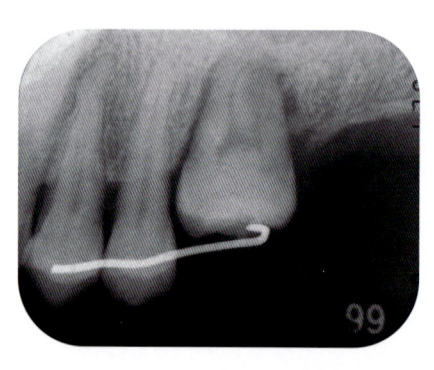

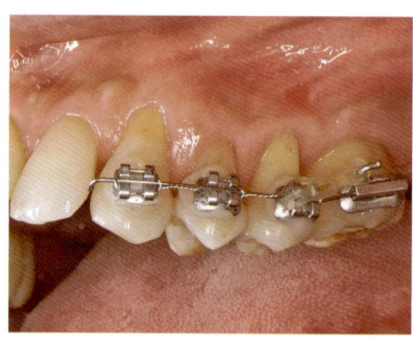

図5 ｜ 図6

図5 硬組織と軟組織が失われたレシピエントサイトに対して，歯根膜を最大に生かすために，深めに埋入した．

図6 移植歯の動揺度を確認しながら，自家歯牙移植後約4か月でMTMを開始した．アンカーである⌐3〜5は舌側から0.9mmステンレスワイヤーにより加強固定した．

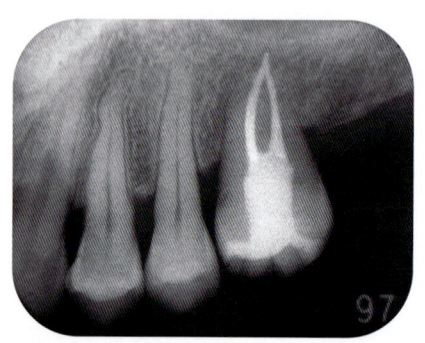

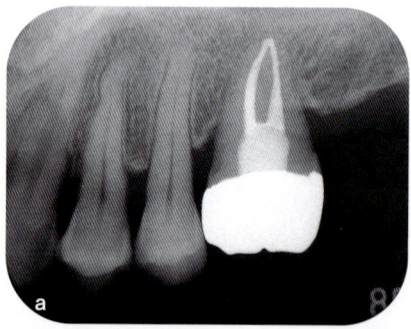

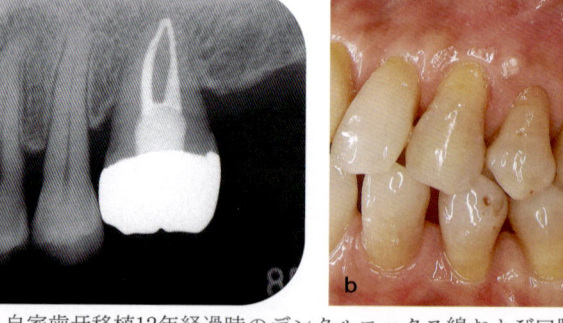

図7 自家歯牙移植1年後のデンタルエックス線写真．まずはコンポジットレジンにて咬合面を作り，経過を見ていった．

図8a，b 自家歯牙移植12年経過時のデンタルエックス線および口腔内写真．自家歯牙移植後3年が経過して咬合面のコンポジットレジンがすり減り，咬合接触が弱くなったため，メタルクラウンにて補綴を行い経過を見ている．

参考文献

1．高橋和人．歯の挺出時における歯根膜の血管網と歯槽骨の変化について．In：森克栄（編）．一般臨床におけるエクストルージョンの現在．東京：グノーシス出版，1997：1-199．

2．押見一．線を引かない歯科臨床．東京：医歯薬出版，2016．

Q ドナー歯の術前矯正は必要ですか？ しないほうがよいですか？②

A 歯根の形態が最適でない場合には，矯正力を利用するほうが有利であると考えるが，力のかけ方を考慮する必要がある．

執筆：吉田健二

術前に矯正力を加える目的は，歯根膜腔を拡大させることである．それにより，移植歯の抜歯を容易にすること，抜歯時の歯根膜の損傷を少なくし置換性吸収の発生確率を減少させることが目標となる．

しかし，矯正力のかけ方が不適切で移植治療にとって不都合な状況をつくってしまった場合には，期待した結果が得られないだけでなく，正反対の結果を招くことも考えられる．そのため，歯根全周の歯根膜に対して，意図するような力が作用する矯正方法を選択する必要がある．

具体的にもっとも留意すべき点は，一方向に持続的な強い矯正力を加えた際に，歯根膜の圧縮領域では，いわゆる硝子化とよばれる無菌壊死が数時間で生じる[1]ことである．移植歯の歯根膜に壊死した部位が存在すると，術後に置換性吸収を起こす可能性が高くなってもおかしくはない．

図1に，不適切な術前矯正のために置換性吸収を起こしてしまった可能性が疑われる症例を示す．術前矯正を行う際には，歯根全周においてできるだけ硝子化を生じさせずに歯根膜腔を拡大できる方法を選択するべきである．

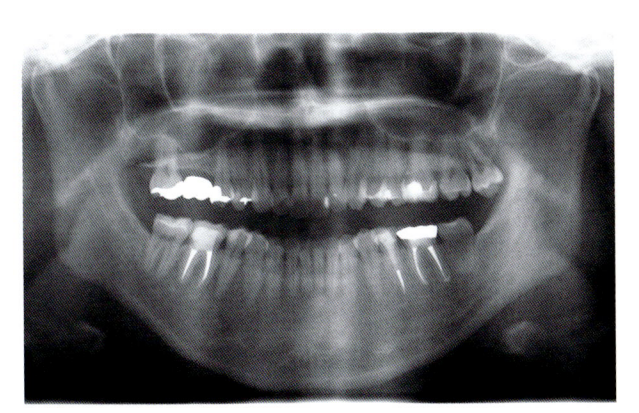

図1a 32歳，女性の術前パノラマエックス線写真．上顎右側のインレーブリッジが脱離した欠損部位に，⌊8 を移植することとなった．

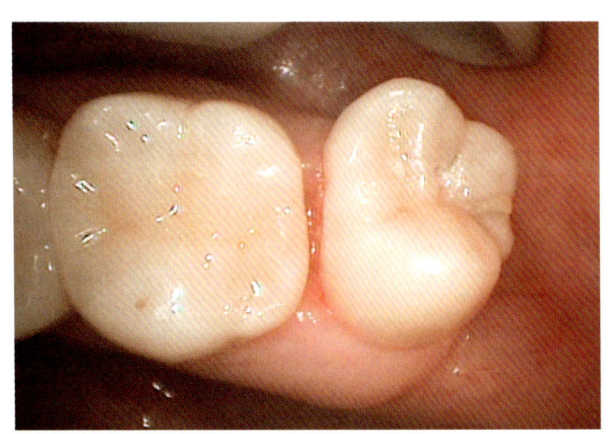

図1b ⌊8 に術前矯正として，⌊7 との歯間部にセパレートゴムを装着した2週間後．この際，⌊8 近心側は歯根膜腔の拡大が生じているが，遠心の圧迫側では硝子化が生じていると考えられる．

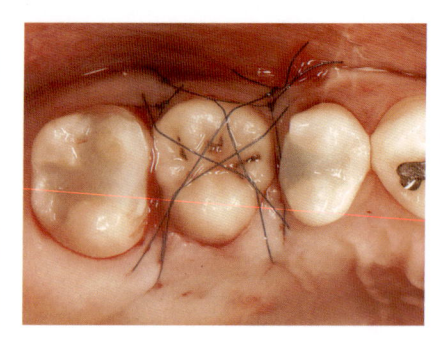

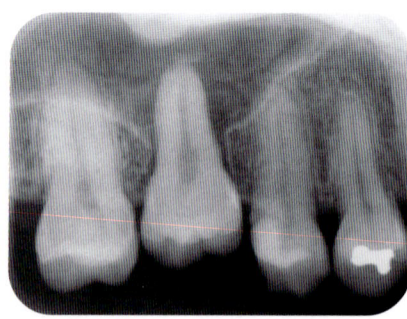

図1c 図1d

図1c,d　c：移植手術直後の口腔内咬合面観．移植歯の遠心面が受容部近心に位置するように植立した．d：同エックス線写真．受容部の上顎洞底を挙上して，歯頸部でのアタッチメントロスを防止するために，若干深めに植立した．

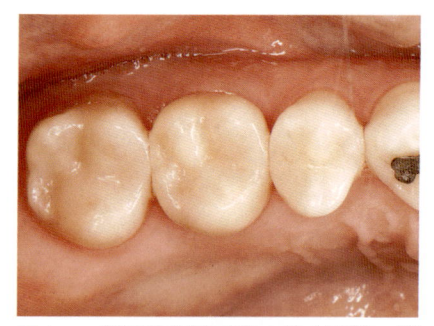

図1e　歯冠修復終了時の咬合面観．術後1か月で矯正的挺出を開始し，セメント-エナメル境の高さを周囲と揃えたあと，根管充填と支台築造を行った．患者と相談のうえ，両隣在歯と移植歯はコンポジットレジン（CR）を用いて修復した．

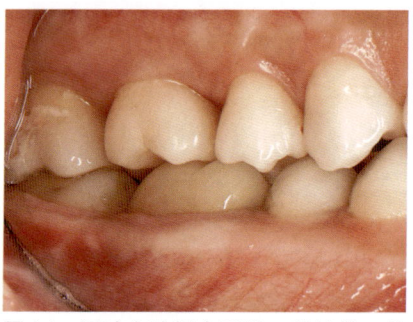

図1f　同咬合時側方面観．移植歯は歯質をほとんど削除せず，隣接面を含めた歯冠形態，そして咬合面がCRで大規模に修復されていることがわかる．

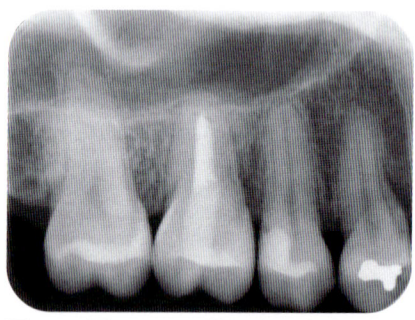

図1g　同エックス線写真．移植手術後10か月となるが，上顎洞底を挙上した部位の骨化が確認できる．

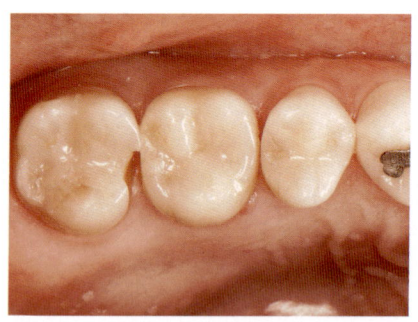

図1h　修復終了2年4か月後．2年近くメインテナンスに来院されず，指示したナイトガードの装着も怠っていた．咬合面のCRは全体的に摩耗や微細な亀裂を認め，7|近心のCRは破折し，65|間には歯間離開を認めた．

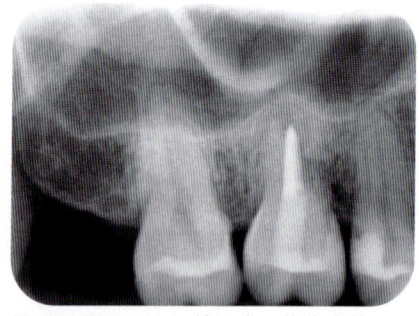

図1i　同エックス線写真．修復直後は打診音も正常と判断していたが，移植歯歯根の近心部で置換性吸収を生じていることが確認できた．これは，術前矯正で同部位に生じていたと考えられる歯根膜の硝子化との関連性を疑わせる．

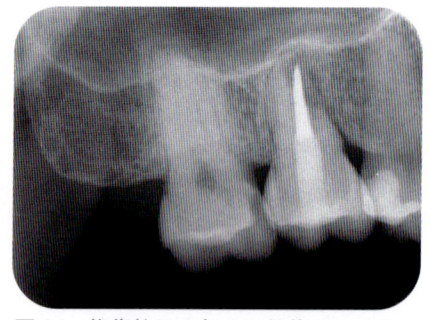

図1j　修復終了8年4か月後のエックス線写真．再修復した7|近心のCRは，再度破折している．移植歯の置換性吸収は緩やかに進行している．

参考文献
1．Proffit WR（著），高田健治（訳）．新版　プロフィットの現代歯科矯正学．東京：クインテッセンス出版，2004．

Q ドナー歯の術前矯正は必要ですか？　しないほうがよいですか？③

A ドナー歯を術前に挺出することで歯根膜がより厚くなり，かつ抜歯が容易になるため，移植成功率の向上に寄与する．

執筆：月星陽介

　移植の成功にいちばん重要なのはドナー歯根表面の歯根膜であり，その抜歯をいかに愛護的にスムーズに行うかが鍵となっている．

　先細りの単根歯を長軸方向へ純粋な挺出移動をさせた場合，すべての歯根膜は引っ張られ，歯槽窩から脱臼する方向へと移動することとなる（**図1**）．結果として歯根膜腔は拡大して，歯根膜は厚みを増し，抜歯の際の抵抗が減ることは明らかである[1]．

　また，歯根に若干のアンダーカットがあるドナー歯にやや不向きな歯でも，挺出を利用することで抜去しやすくなる．

　ここで注意すべきことは，歯根の湾曲やアンダーカットのある歯の挺出やジグリングフォースなどの，骨面に対して矯正移動が行われる場合である．通常，歯槽骨に対して矯正力が加わると，破骨細胞が活性化されて骨吸収が始まる．それと同時に歯根表面のセメント質も一部吸収されることが知られており[2]，これによってセメント質，つまり歯根膜が欠落した部位が発生すると，移植後の治癒に悪影響が生じることが考えられる．挺出は対合歯との間にスペースがないと不可能であるため，工夫が必要であり，適応症例の選択が重要となる．

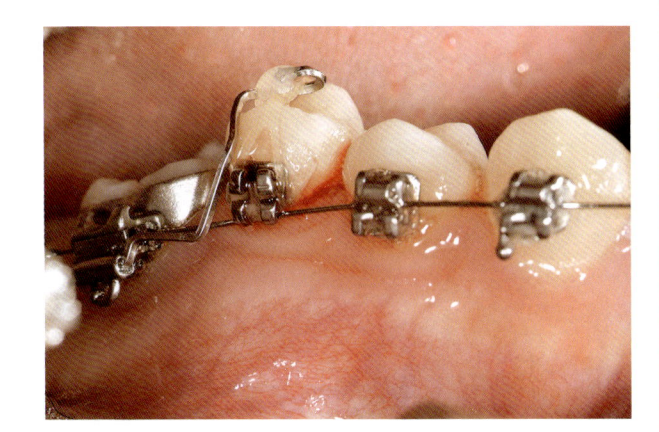

図1　移植前に約1か月間挺出を行った症例．歯の長軸方向にまっすぐ牽引している．この時，対合歯に接触しないように，一時的な咬合挙上が必要となる．

参考文献
1. Choi YH, Lee HJ. Surgical extrusion of a maxillary premolar after orthodontic extrusion：a retrospective study. J Korean Assoc Oral Maxillofac Surg. 2019 Oct；45（5）：254-9.
2. Ballard DJ, Jones AS, Petocz P, Darendeliler MA. Physical properties of root cementum：part 11. Continuous vs intermittent controlled orthodontic forces on root resorption. A microcomputed-tomography study. Am J Orthod Dentofacial Orthop. 2009 Jul；136（1）：8.e1-8；discussion 8-9.

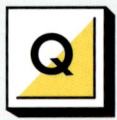

Q 骨吸収が大きく顎堤が委縮している部位への移植．何かよい対策はありますか？

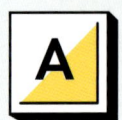

A 解剖学的制限の範囲で可能な限り移植歯を深く植立し，生着後に矯正的挺出を行うことで良好な結果が期待できる．

執筆：吉田健二

　理想と考えられる植立の深さは，移植歯セメント-エナメル境（CEJ）全周が受容部の骨頂1mm以内となる位置であろう．受容部の骨が大きく欠損している場合であっても，その理想にできるだけ近づけるように深く植立することで移植治療を成功に導きやすいと考えている．

　両隣在歯に比べて深い位置に植立することにはなるが，歯根膜の生着後，具体的にはおよそ術後1か月で矯正的挺出を開始することができる．隣在歯にアタッチメントロスがないのであれば，移植歯と隣在歯のCEJが同じ高さとなる位置まで挺出させること

で，移植歯周囲の歯槽骨の高さも移植歯歯根膜により誘導される[1]．

　下顎臼歯部では下顎管が絶対的な制限となるため，安全域の範囲で可能な限り深く植立しても，頬舌側で移植歯の歯根膜が1mm以上骨縁上に露出してしまうことは起こりうるが，少なくとも歯肉弁を密着させて被覆することで，まず問題は生じない．上顎臼歯部では上顎洞が解剖学的制限となるが，上顎洞底は挙上することが可能である．

　図1a〜kに，大きく吸収した顎堤への自家歯牙移植の後，矯正的挺出を行った症例を示す．

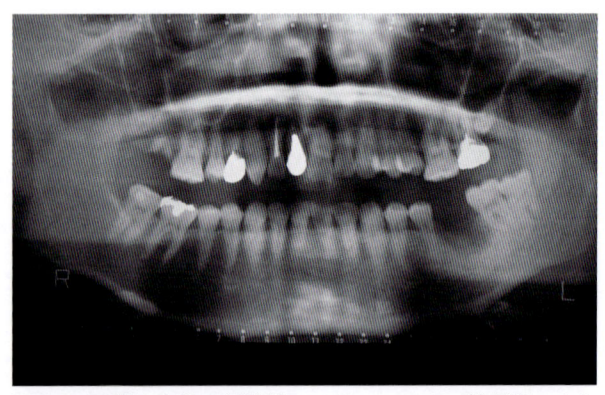

図1a　36歳，女性の初診時パノラマエックス線写真．1か月前に他医院で歯根破折のため抜歯した⌊6部へ⌊8を移植することを希望して来院された．

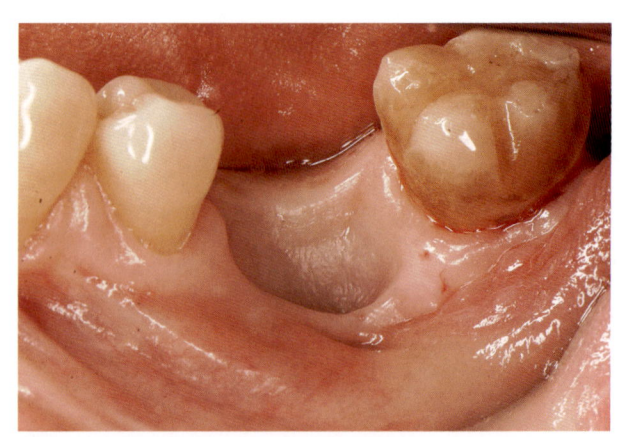

図1b　初診時の口腔内写真．歯根破折による骨喪失が大きかったことがうかがえ，顎堤が大きく吸収していることがわかる．ボーンサウンディングで頬側の骨壁が大きく裂開していることを確認した．

図1c, d **c**：移植手術時．移植歯の歯根ができるだけ骨内に収まるように深く骨窩洞を形成した．移植歯の歯根は近心頬側部で約1.5mm，遠心頬側部で約5.5mm骨縁上に露出していた．遠心頬側部には，自家骨片を置いた．**d**：移植直後のパノラマエックス線写真．下顎管までの距離は十分に安全域を保ち，術前に計画したとおりの位置に移植歯を植立できている．

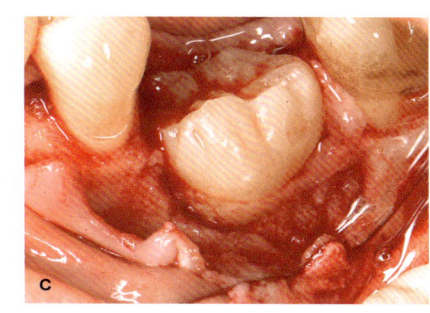

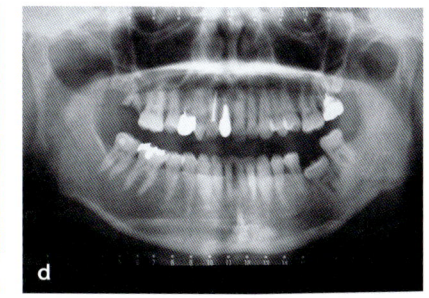

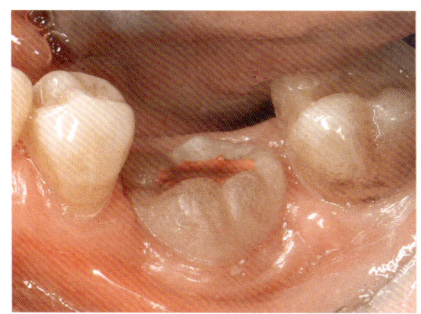

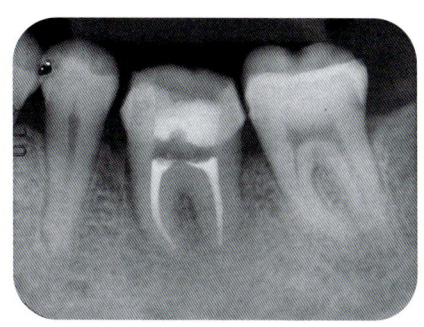

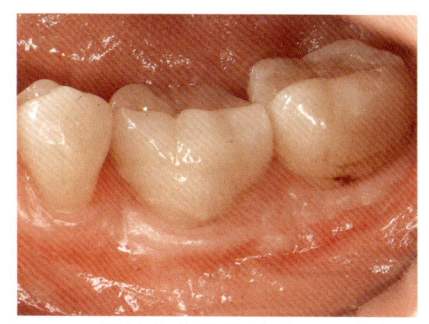

図1e 移植後1か月後の口腔内写真．根管治療を開始し，根管内は水酸化カルシウム製剤を貼薬しており，矯正的挺出を開始する直前の状態．

図1f 根管充填後のエックス線写真．歯冠部がスペースに収まるように隣接面を削合し，3か月間でアタッチメントレベルが周囲と揃うところまで挺出させ，2か月間保定し，動揺がなくなったことを確認してから根管充填した．

図1g 最終修復物装着時の口腔内写真．レジンコアでの支台築造後にリューサイト強化型セラミックスのオーバーレイで歯冠修復を行った．矯正的挺出により，頬側の歯肉は周囲と同レベルまで回復している．

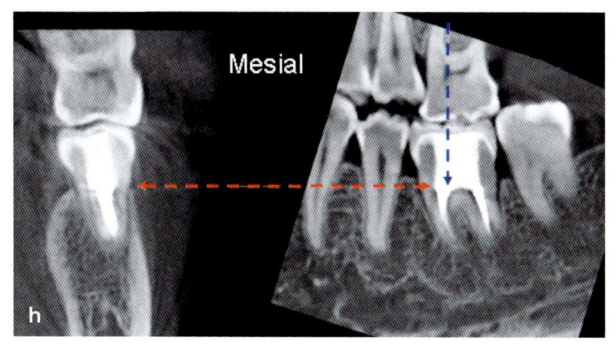

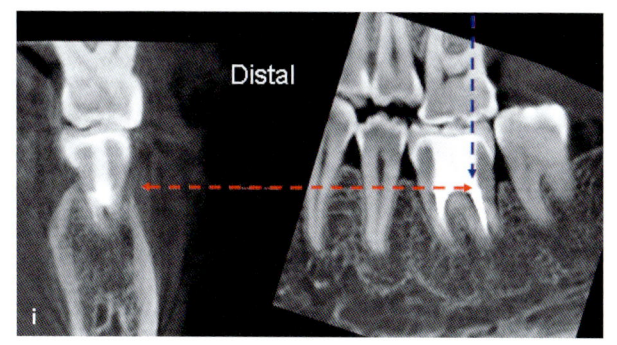

図1h, i 移植手術後3年6か月でのCBCT像．移植時に裂開のあった頬側の歯槽骨も，矯正的挺出によって，周囲と同レベルまで回復されていることが確認できた．

図1j, k **j**：治療終了から17年経過時の口腔内写真．4年で修復物が一部チップしたため，二ケイ酸リチウムセラミックスで再製作を行った．頬側歯肉に若干の退縮が認められるものの，良好な状態を維持している．**k**：同エックス線写真．打診音は正常で移植歯に吸収の所見も認めず，歯槽骨も良好な状態を維持していることがわかる．

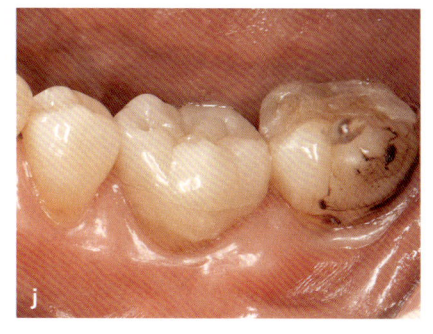

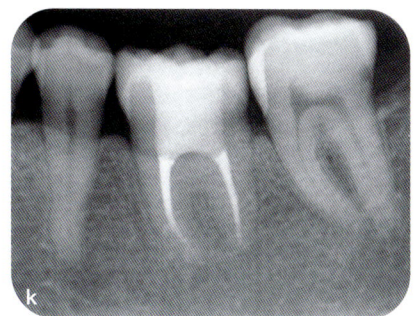

参考文献

1．吉田健二．New Essence：the Debut 高度に吸収した歯槽堤への自家歯牙移植．the Quintessence．2009；28(3)：189-99．

STEP 03　外科術式

Q　前歯部の移植で注意することは何ですか？

A　骨と歯根形態を確認してやや深めに移植し，かつ対合歯との咬合関係に注意する．

執筆：相宮秀俊

前歯部では歯槽骨の質や量が移植の成功に大きな影響を与える．既存骨と歯根の状態を考慮した際に，歯根の長さや形態が適しているか，移植部位の骨の厚みが十分であるかを慎重に評価する必要がある．

移植歯の歯根膜がなるべく広い面積で歯槽骨に接するように位置させて，隣在歯の歯槽骨よりもやや深めに配置することが大切である．

咬合調整は慎重に行い，対合歯とのコンタクトを避ける必要があり，移植直後は対合歯が角に当たらないように注意する．その後，固定を行ったうえで適切な術後管理が必要となる．

根完成歯の場合，移植後約３～４週間経過時に根管治療を行い，その後，約１か月経過時に固定の除去を行う．

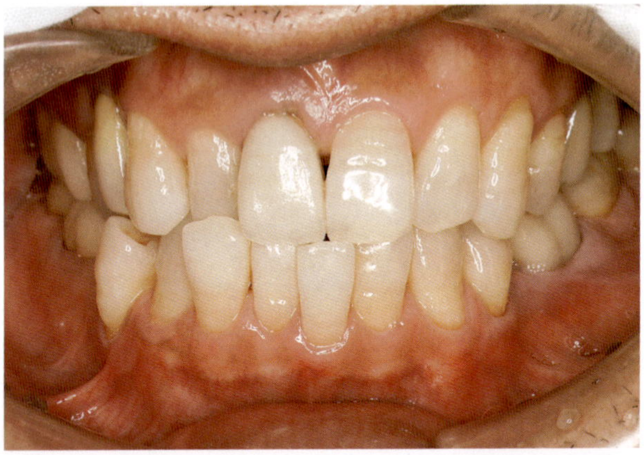

図1a　$\underline{1|}$に外傷の既往があり，過去に補綴治療が施されている．ワイヤーを併用して固定されていたが，側方運動を行うと歯が動揺し，唇側を触診すると歯根周囲から排膿が認められた．$\overline{1|}$は反対咬合であり，$\underline{1|}$に対合歯が強く接触していることも問題が起こった原因と思われる．

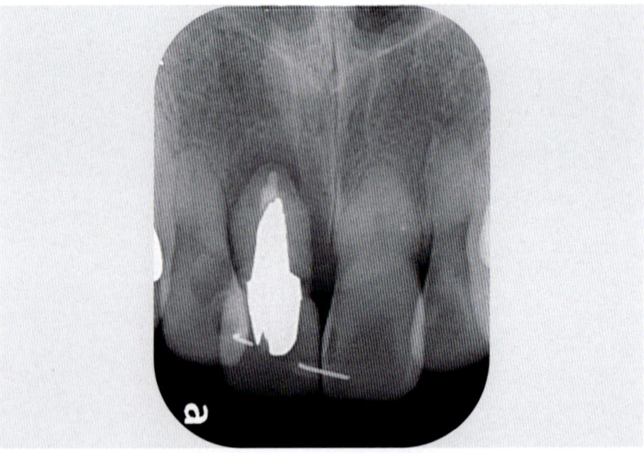

図1b　歯根周囲を取り巻くような形状の透過像が認められる．

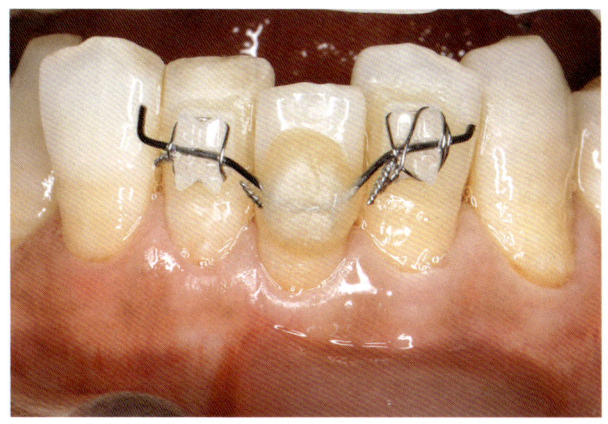

図2 移植前に矯正的挺出を行った．歯根膜を伸ばして歯槽骨との幅をつくることにより，抜歯しやすい環境を整える．抜歯時の歯根膜へのダメージを最小限に留めることが移植治療の成功率を高めることにつながる．

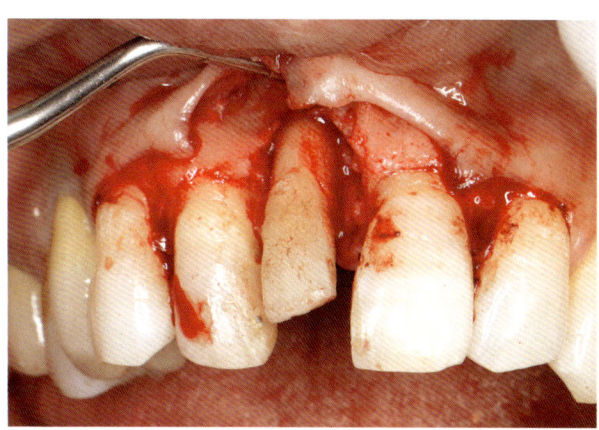

図3 ⬚1を1⬚に移植した直後の状態．歯肉を切開して剥離したところ，唇側骨の吸収は，1⬚の唇側だけでなく両隣在歯の歯根周囲まで広範囲に認められた．隣在歯の骨頂を目安にやや深めにドナー歯を配置し，縫合を行った．

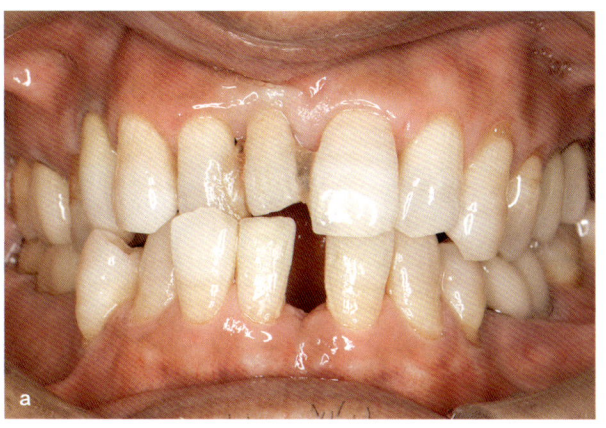

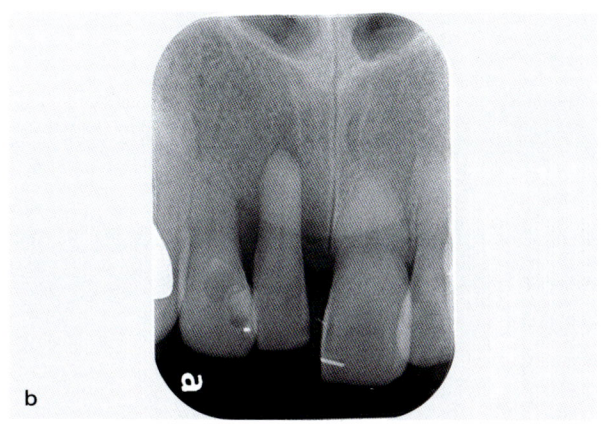

図4a, b 術直後の口腔内およびデンタルエックス線写真．a：隣在歯の固定は生理的な動揺の範疇に至るまでスーパーボンド（サンメディカル）にて固定した．隣在歯の骨頂を目安にやや深めに移植されていることがわかる．

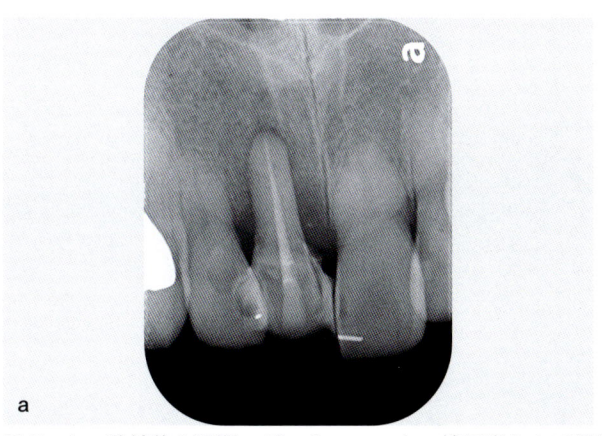

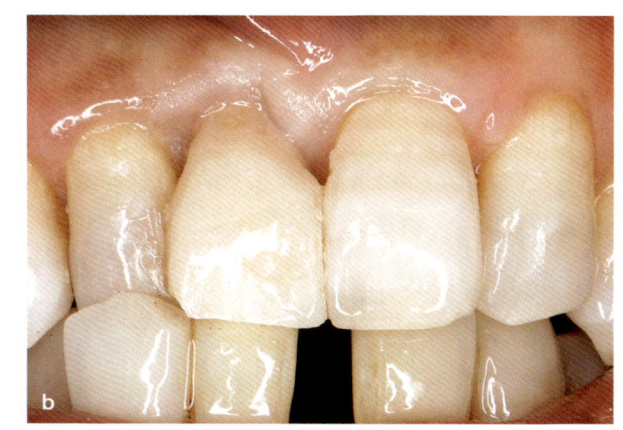

図5a, b 移植後3週間のデンタルエックス線写真および移植後2か月の口腔内写真．本症例では根管治療を移植後約3週間経過時に行い，固定は根管治療後3週間経過時に外している．固定を外した後，隣接面に合わせてCR充填を行っている．術直後から安定するまで可及的に過度な力が加わることを避けることも，移植を成功させるうえで大切な要素である．

参考文献

1．月星光博．自家歯牙移植 増補新版．東京：クインテッセンス出版，2014：173-84.

Q 骨吸収が大きい部位への移植に，骨造成や補助的薬剤は必要ですか？①

A 自家歯牙移植は，歯根膜の機能を利用できるため基本的には必要ないが，骨欠損が非常に大きい部位などではPRPなどのフィブリン製剤を補助的に使用することがある．

執筆：斎田寛之

　自家歯牙移植術においては歯根膜のはたらきを利用できるため，骨欠損が大きくても基本的にはドナー歯を適切に位置づけるだけで骨形成を誘導してくれる．そのため，骨造成や補助的薬剤は必要ないと筆者は考えている．とくに，骨補填材は異物となり正常な創傷治癒を阻害してしまうリスクをはらむため，筆者はこれまで使用したことはない．

　ただし，骨欠損が非常に大きい症例や上顎洞にドナー歯の歯根が到達する症例においては，PRP（platelet-rich plasma；多血小板血漿）やPRGF（plasma rich in growth factor），PRF（platelet-rich fibrin；多血小板フィブリン）のようなフィブリン製剤（血液製剤）を用いることがある．

　フィブリン製剤は自己血由来の多血小板血漿であり，創傷治癒の過程で組織の治癒や再生をサポートする．骨欠損の大きい部位の骨造成のサポートや創傷治癒の促進のため，またドナー歯の抜歯後からレシピエントサイトに埋入するまでの間の保存液として，歯根膜を正常に保つ用途で生理食塩水の代わりに用いることもある．さらに，上顎洞底にソケットリフトを行い，自家歯牙移植術を行う際には，洞底部の保護の目的でフィブリン成分の多い部分を膜状にして用いることもある（**図1〜6**）．

　また，ドナー歯の歯根膜が傷ついた症例などにおいて，エムドゲインやリグロスなどを用いる報告[1, 2]もある．

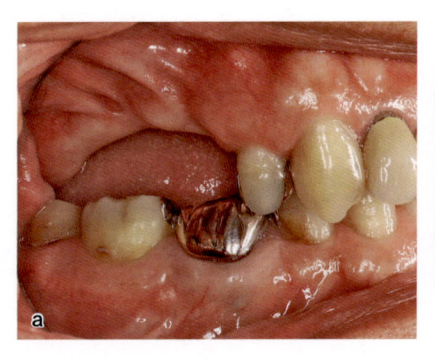
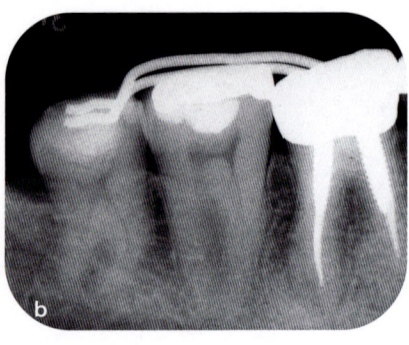

図1a, b　初診時の口腔内およびデンタルエックス線写真．患者は50代，男性．7〜5|欠損を抱えていた．非機能歯である8|を上顎右側大臼歯部に自家歯牙移植する計画を立てた．しかし，8|は複根歯であり抜歯を容易にするために，ジグリング装置により術前矯正を行った．受容側である上顎右側は上顎洞底までの距離が少なく，ソケットリフトが必要であった．

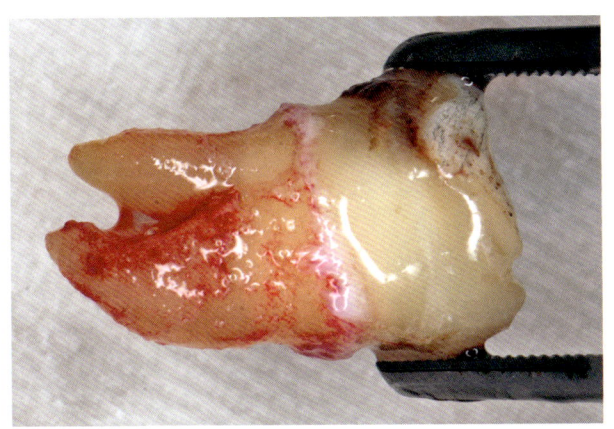

図2a　ジグリングを行ったこともあり，複根歯であったが容易に抜歯できた．

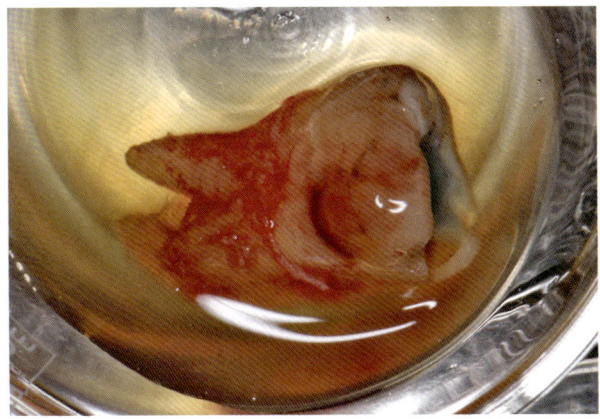

図2b　受容側の形成前にドナー歯の抜歯を行ったため，保存が必要であった．そのため，採血し遠心分離によって得られた血小板を濃縮したフィブリン製剤に保存した．

図3a　ソケットリフト時の上顎洞への穿孔の可能性を考慮して，採取した血液からフィブリン膜を生成した．ソケットリフトによる穿孔はなかったが，歯根膜の保護と創傷治癒促進のために受容側にフィブリン膜を入れてからドナー歯を埋入した．

図3b　縫合後，脱落防止のため手前の歯からワイヤーで固定した．

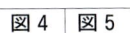
図4 ｜ 図5

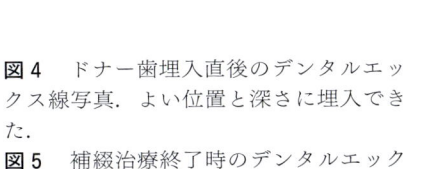
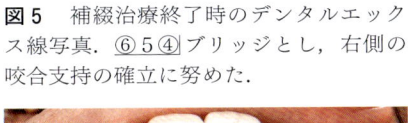

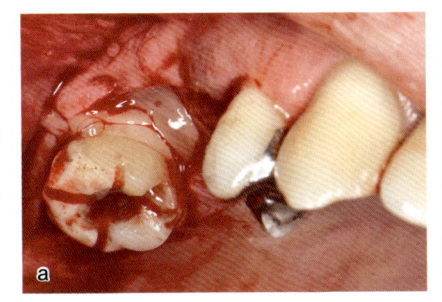
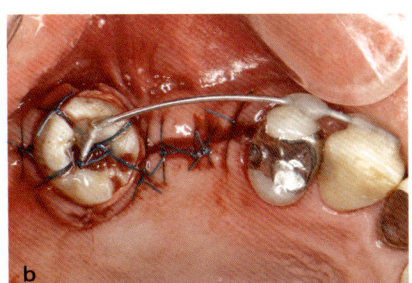

図4　ドナー歯埋入直後のデンタルエックス線写真．よい位置と深さに埋入できた．

図5　補綴治療終了時のデンタルエックス線写真．⑥5④ブリッジとし，右側の咬合支持の確立に努めた．

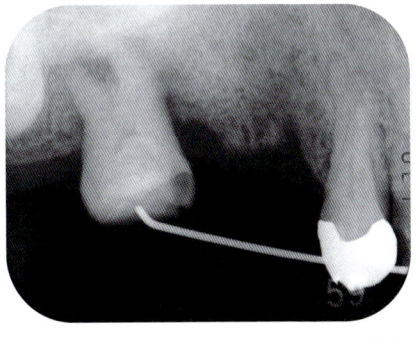
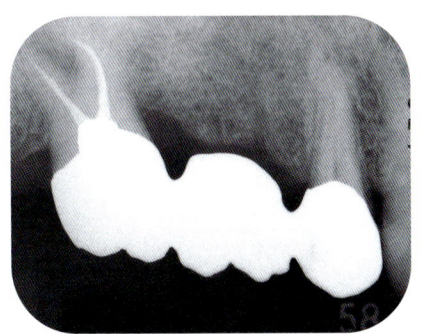

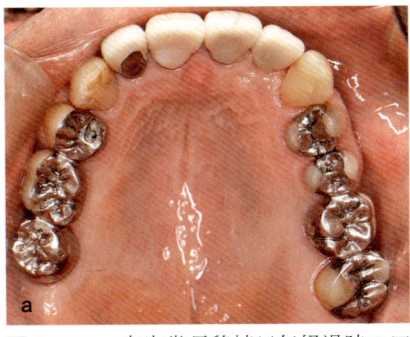
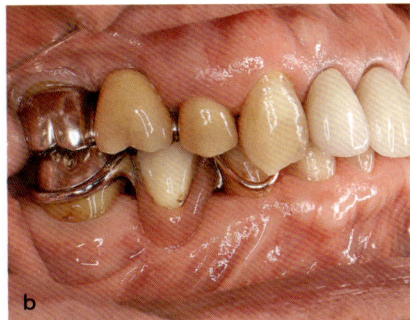
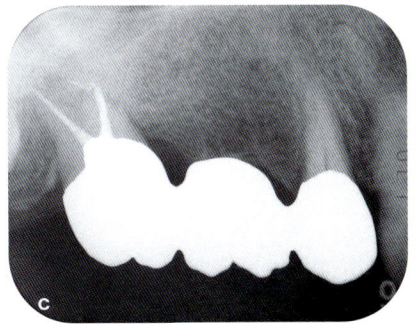

図6a〜c　自家歯牙移植14年経過時の口腔内およびデンタルエックス線写真．移植歯近心根の根尖で若干歯根吸収が見られるが，今のところ動揺は大きくなく経過を見ている．

参考文献

1．Kim SG, Ryu SI. Enamel matrix derivative for replanted teeth in animal models：a systematic review and meta-analysis. Restor Dent Endod. 2013 Nov；38（4）：194-203.

2．星野了．歯の移植・再植術へのエナメルマトリックス由来物質の応用．口病誌．2020；67（2）：133-45.

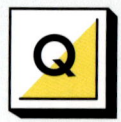
Q 骨吸収が大きい部位への移植に骨造成や補助的薬剤等は必要ですか？②

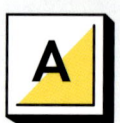
A 現時点でその有効性を示す臨床研究はない．再植歯にエムドゲインを用いた研究では，歯根膜を再生させる効果がないことがわかっている．

執筆：泉　英之

現在，自家歯牙移植において，骨造成や補助薬剤の併用による成功率向上を示す臨床研究はなく，その効果は明らかになっていないため，ここでは脱臼歯の再植に関する研究から推察する．

SchjøttとAndreasenによる臨床研究[1]では，外傷により脱離した16本の歯と，再植後にアンキローシスが認められた11本の歯に対し意図的再植を行い，その際エムドゲインを歯根表面および歯槽窩に塗布した．その結果，すべての歯にアンキローシスが生じ，エムドゲインは歯根吸収の予防および治療に効果がないと結論づけられた（**図1～4**）．

エムドゲインは歯周組織の再生を促進し，歯根表面に不溶性層を形成して細胞接着を促すが，乾燥や機械的損傷を受けた歯では効果が限定的であり，生存する歯根膜細胞の存在が前提条件となる．

現在，他の補助薬剤や骨造成の有効性を示す研究も存在せず，その効果は不明である．

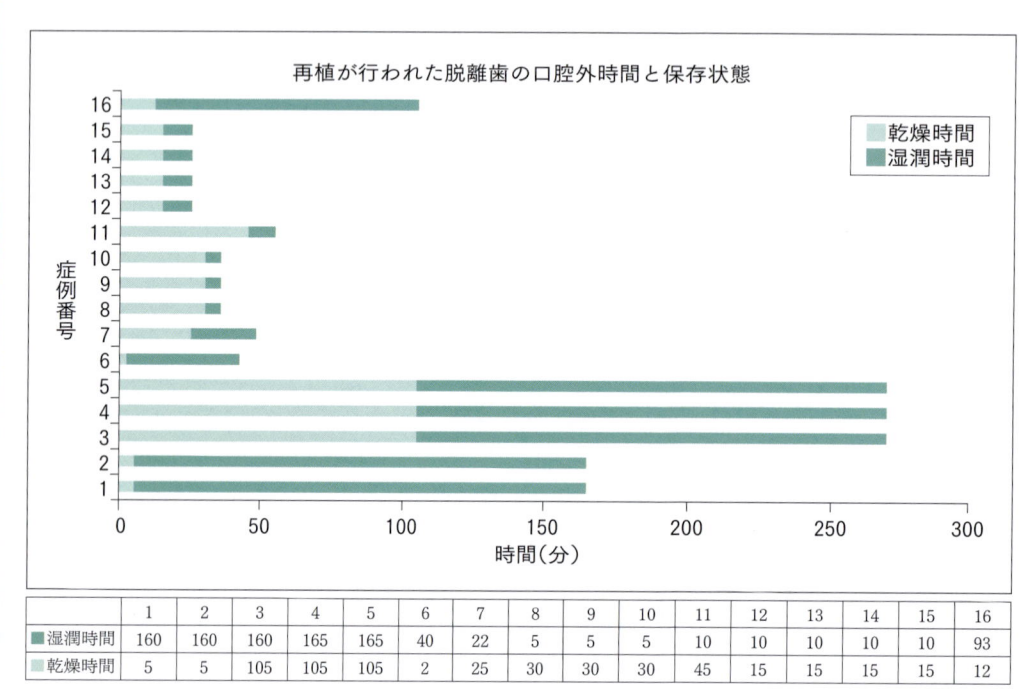

再植が行われた脱離歯の口腔外時間と保存状態

	1	2	3	4	5	6	7	8	9	10	11	12	13	14	15	16
湿潤時間	160	160	160	165	165	40	22	5	5	5	10	10	10	10	10	93
乾燥時間	5	5	105	105	105	2	25	30	30	30	45	15	15	15	15	12

図1　再植時にエムドゲインを塗布した脱離歯の保存状態．湿潤状態で1時間以内に再植が行われた健全な歯根膜が多く残存していると考えられる即時型再植から，乾燥状態で1時間以上経過し，歯根膜がほぼ死滅していると考えられる遅延型再植まで，さまざまな条件の脱離歯が含まれる．参考文献1より引用・改変．

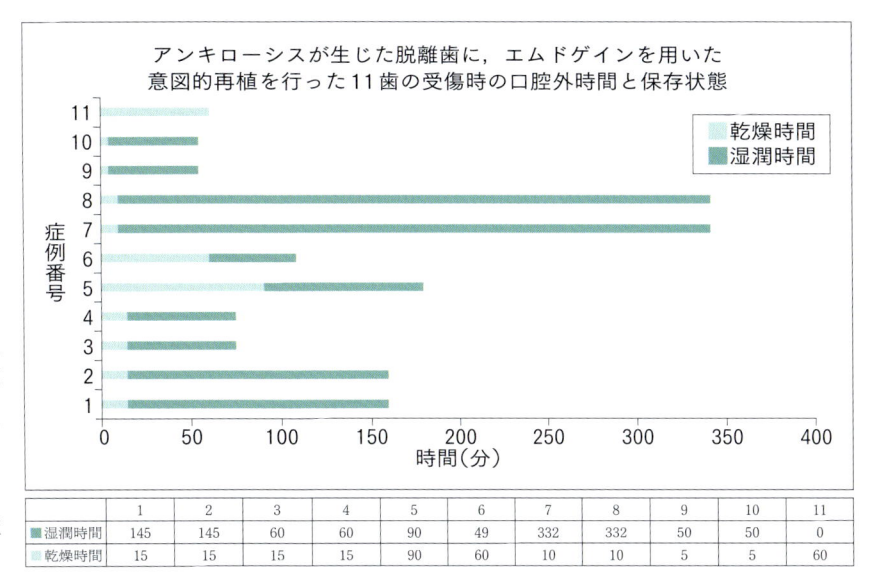

	1	2	3	4	5	6	7	8	9	10	11
湿潤時間	145	145	60	60	90	49	332	332	50	50	0
乾燥時間	15	15	15	15	90	60	10	10	5	5	60

図2 アンキローシスが生じた歯に意図的再植を行うと同時に，エムドゲインを塗布した脱離歯の受傷時の保存状態．湿潤状態で1時間以内に再植が行われた健全な歯根膜が多く残存していると考えられる即時型再植から，乾燥状態で1時間以上経過している歯根膜がほぼ死滅していると考えられる遅延型再植まで，さまざまな条件の脱離歯が含まれる．参考文献1より引用・改変．

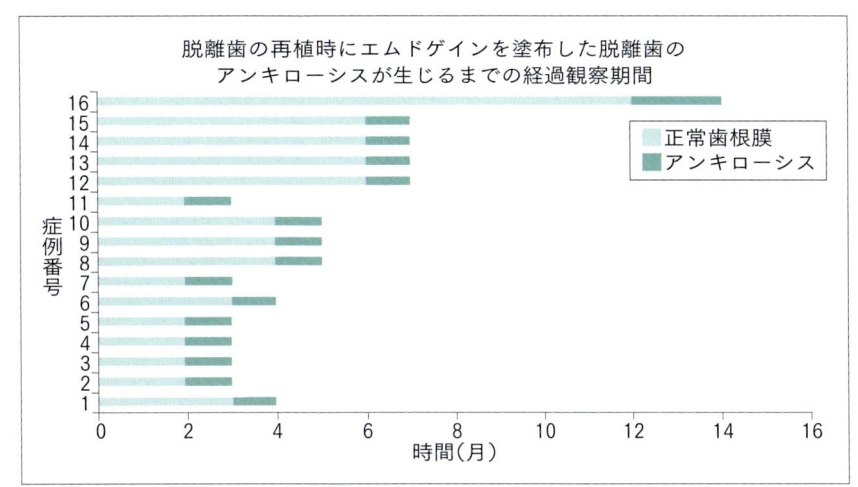

図3 すべての症例でアンキローシスが生じている．即時型再植の症例においてもアンキローシスが生じていることに注目すべきである．参考文献1より引用・改変．

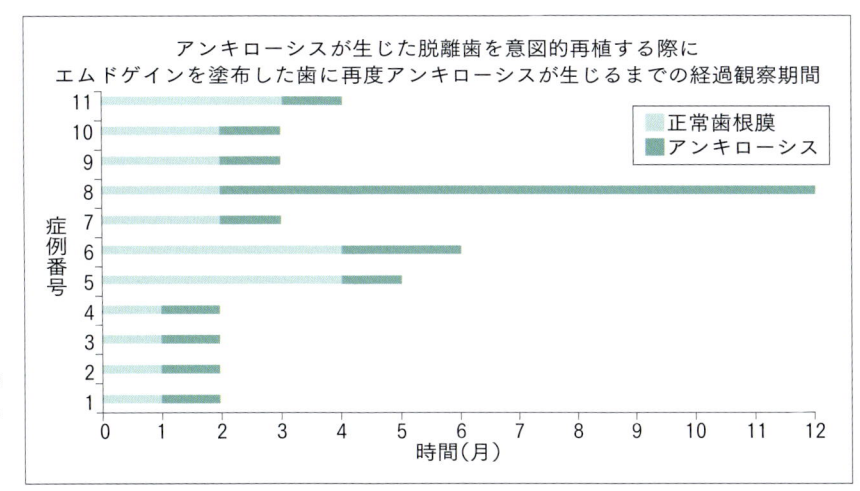

図4 すべての症例でアンキローシスが生じている．エムドゲインはアンキローシスの治療に効果がない可能性が高い．参考文献1より引用・改変．

参考文献

1．Schjøtt M, Andreasen JO. Emdogain does not prevent progressive root resorption after replantation of avulsed teeth：a clinical study. Dent Traumatol. 2005 Feb；21（1）：46-50.

Q 上顎洞に到達してしまう場合の移植はどうすればよいですか？ ①

A 解剖学的形態を術前に把握，歯根形態に合わせて上顎洞底への戦略（ソケットリフトかサイナスリフト）を立てる.

執筆：相宮秀俊

　上顎洞に近接した領域での移植では，術前にCBCT画像で上顎洞の形状や近遠心的位置，歯槽骨頂から上顎洞底の厚さを確認し，形成する移植窩の深さや角度を慎重に計画する必要がある.

　骨が不足している場合は，サイナスフロアエレベーションを行い，ドナー歯が入るスペースの確保を行う. 合併症を防ぎ，移植手術の成功率を向上させることが大切であるため，抗生剤の術前投与を行うことに加えて，術後は感染予防のために含嗽や生活習慣の指導を徹底する.

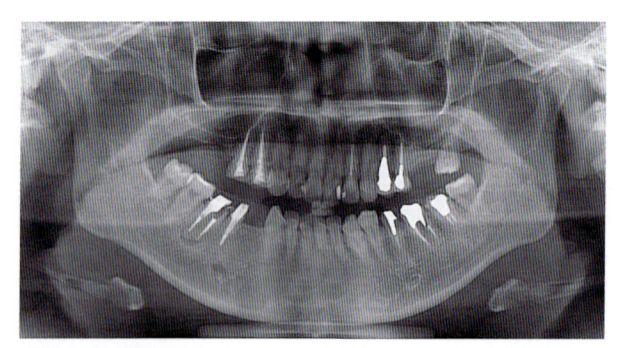

図1a　初診時のパノラマエックス線写真. ⊥7 6⊥が失われており，最後方臼歯が⊥5⊥であることから，⊥8⊥を⊥8⊥に移植することとした. 移植後には，全顎的な矯正歯科治療，補綴治療を計画した.

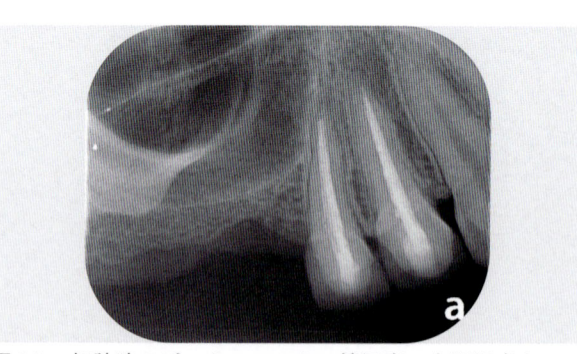

図1b　初診時のデンタルエックス線写真. 上顎洞底までの距離は短く，移植する歯をボーンハウジング内に入れようとすると，サイナスフロアエレベーションが必要となる.

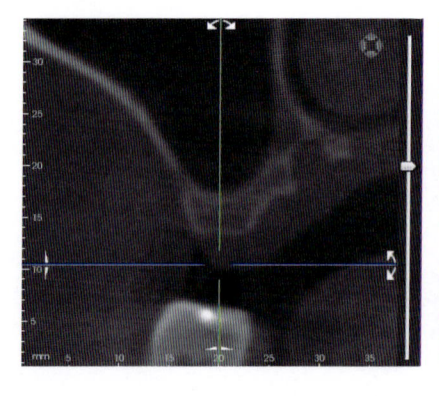

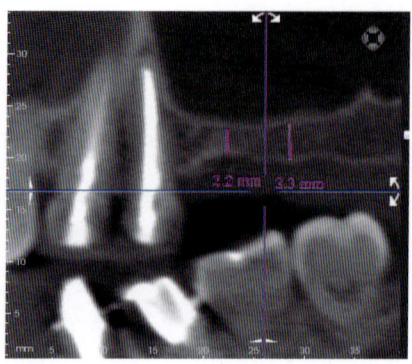

図1c　初診時のCBCT画像. 上顎洞の形状や近遠心的位置，歯槽骨頂から上顎洞底の厚さを確認したところ. 約2～3mmであった. ドナー歯を考慮して移植窩の深さや角度を慎重に計画すると，ラテラルウインドウからのサイナスフロアエレベーションを行うことが最適だと考えた.

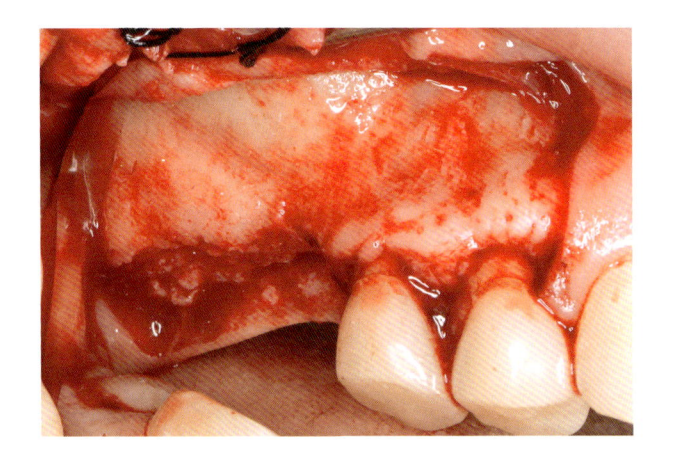

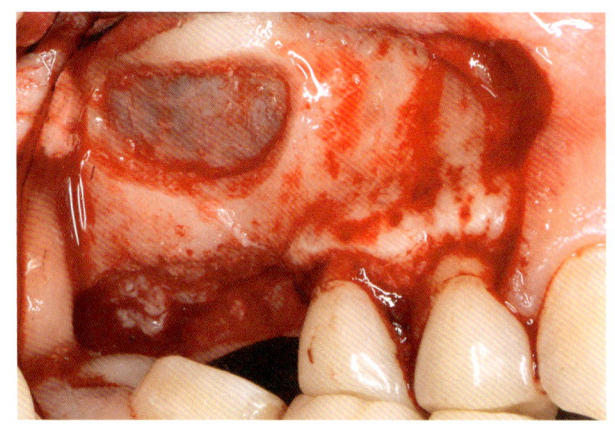

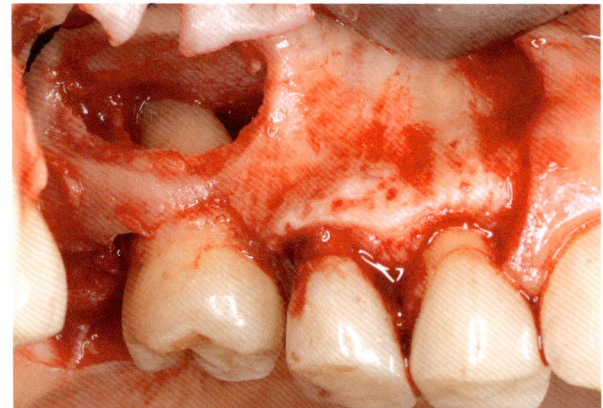

図2 術前に計画したとおり，サイナスフロアエレベーションを行い，ドナー歯の歯根を上顎洞内に位置させている．

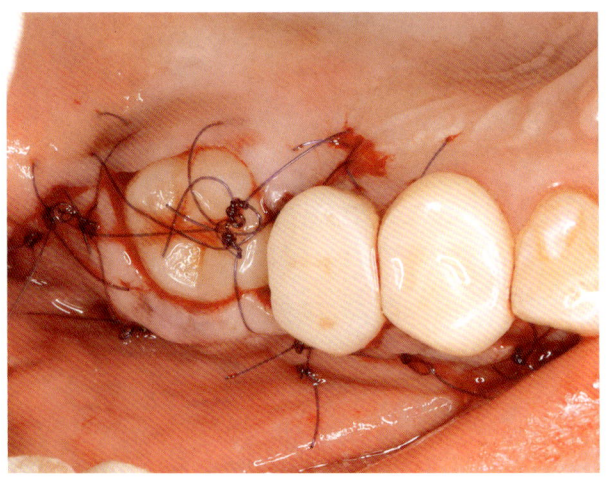

図3 ドナー歯を約2〜3 mm深めにボーンハウジング内に移植し，縫合糸にて固定を行っている．

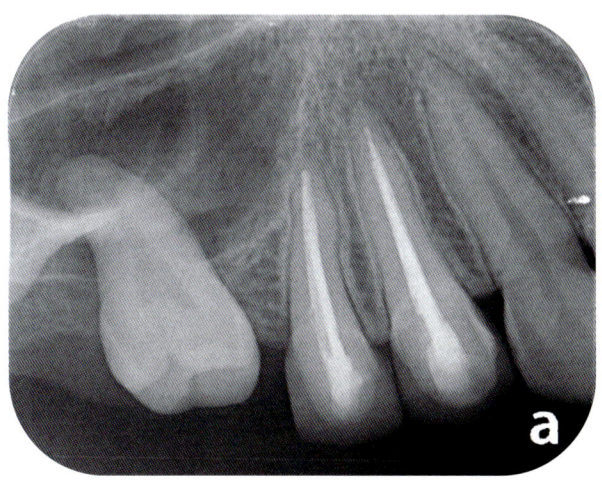

図4 術後のデンタルエックス線写真．予定していた位置に移植をすることができた．近心の約2 mmのスペースについては，矯正歯科治療時に5|を含めて全体的に遠心へ動かす予定としている．

参考文献

1．月星光博．自家歯牙移植 増補新版．東京：クインテッセンス出版，2014：116-7.

2．溝上宗久．上顎洞底を挙上して行う自家歯牙移植術．the Quintessence．2023；42(4)：94-113.

3．Park YS, Baek SH, Lee WC, Kum KY, Shon WJ. Autotransplantation with simultaneous sinus floor elevation. J Endod. 2012 Jan ; 38(1): 121-4.

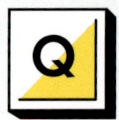

Q 上顎洞に到達してしまう場合の移植はどうすればよいですか？②

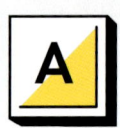

A 上顎洞底を挙上することで移植が可能になる．上顎臼歯部の移植では高頻度に行われるが，オステオトームの使い方には工夫が必要である．

執筆：佐藤俊一郎

　上顎臼歯部への移植の場合，上顎洞底を挙上しなければならない症例がある．抜歯窩の側壁に沿わせ，太めのオステオトームを槌打することで上顎洞底部を全体的に挙上することができる．移植床については，インプラント埋入時のように骨補填材は必要ないし，初期固定の必要もないので，移植歯よりやや大きめに形成する（6～10mm）[1～3]．

　その後の植立では，CT画像から移植歯の3Dレプリカを術前に準備しておくと，移植床の形態を合わせやすい．間違っても，収まりが悪いからといって移植歯をマレットでたたいて押し込むようなことは禁忌である．あくまでも，歯根膜にダメージを与えないようデリケートに移植床に収めることが大切である．

　固定期間は通常の移植よりやや長めにし，治癒期間中は安静を心掛ける．移植歯の歯根膜により歯根周囲に固有歯槽骨が形成されるため，挙上した部位の治癒はインプラントに比べ優位であり，より短期間での治癒が可能となる[4]．

　その参考症例として，**図1～8**を供覧する．

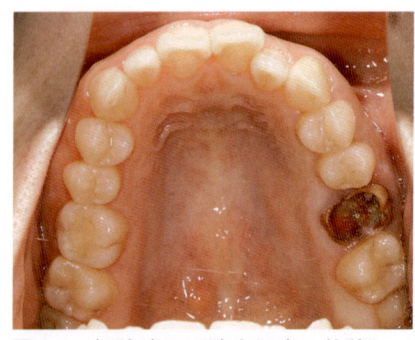

図1a　初診時の口腔内写真．他院にて全部金属冠が脱離した⌊6は抜歯で，保険治療ならブリッジか義歯しかないと言われて来院．本症例では，幸いなことに4本の第三大臼歯がすべて残存していたが，残念ながら一般的には，現在でも自家歯牙移植という治療法の認知度は低いのが現実である．

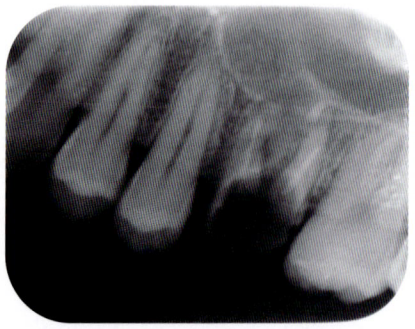

図1b　同デンタルエックス線写真．軟化象牙質が骨縁下まで進行し，保存は不可能．上顎洞の位置から上顎洞底挙上術の必要性あり．

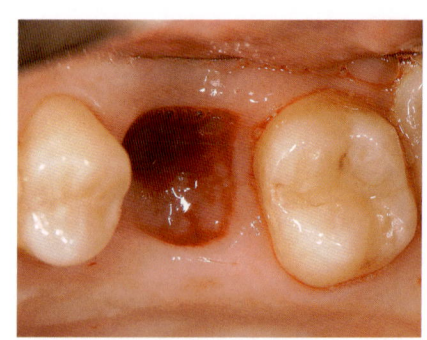

図2　不良肉芽が認められたため，先行して抜歯後，搔爬した．上皮の治癒を3週間待つ．

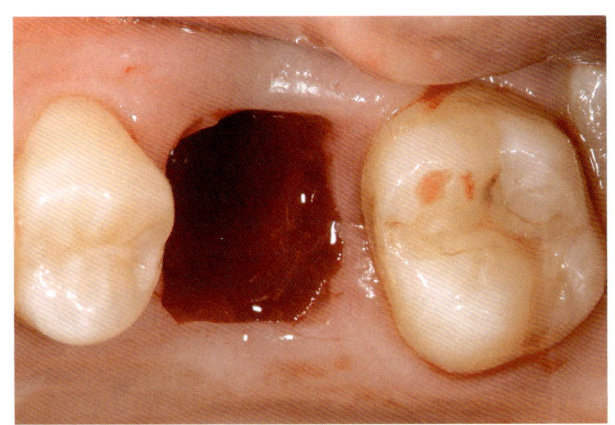
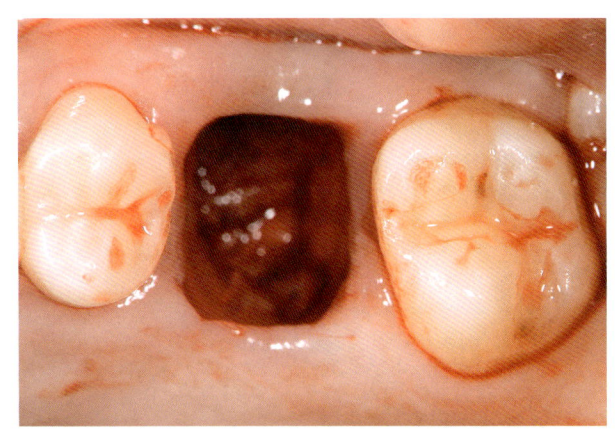

図3　移植歯の大きさに合わせて上皮を切開し，上顎洞底挙上術のため，骨を露出させる．

図4　抜歯窩の側壁に沿わせる形でオステオトームを槌打し，底部を全体に挙上する．この挙上範囲が小さいと移植歯を収めるときに歯根膜が傷ついてしまうので大きめにすることがポイント．

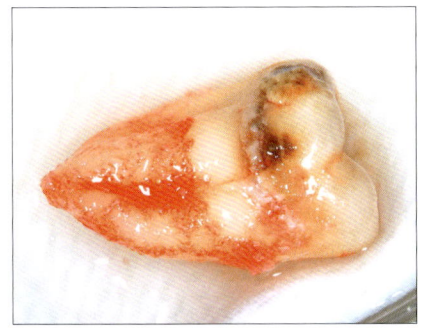
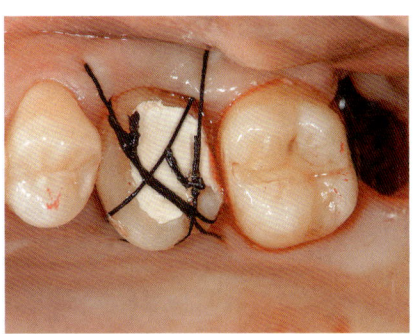
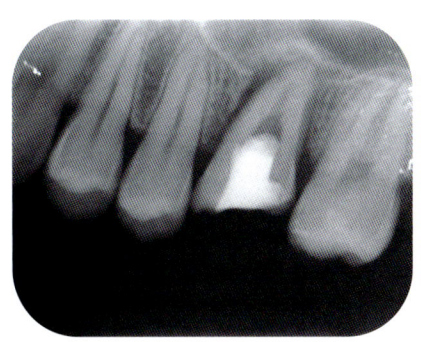

図5　上顎洞底が挙上できたら移植歯を抜歯．歯根膜の付着状態を確認．

図6a　移植歯のう蝕部分は完全に除去し，露髄したため抗菌剤の綿球を入れて仮封．先行した抜歯の際に残存歯槽骨の高さは確認できているので，あえて歯肉は剥離せず移植歯を収めて縫合．

図6b　同デンタルエックス線写真．上顎洞底が広く挙上できていれば移植歯を抵抗なく収めることができる．骨補填材の必要はない．

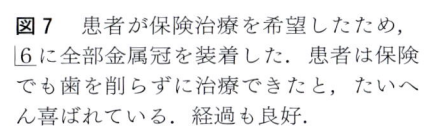
図7 ｜ 図8

図7　患者が保険治療を希望したため，6に全部金属冠を装着した．患者は保険でも歯を削らずに治療できたと，たいへん喜ばれている．経過も良好．

図8　移植後8年のデンタルエックス線写真．上顎洞を挙上した部位にも，移植歯の歯根膜により固有歯槽骨が形成されている．

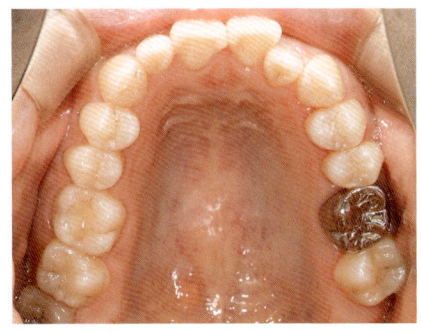
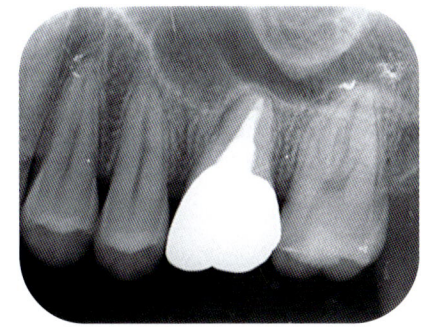

参考文献

1．月星光博．自家歯牙移植．東京：クインテッセンス出版，2014：116-7，139．

2．Andreasen JO. Delayed replantation after submucosal storage in order to prevent root resorption after replantation. An experimental study in monkeys. Int J Oral Surg. 1980 Oct；9（5）：394-403.

3．Summers RB. A new concept in maxillary implant surgery：the osteotome technique. Compendium. 1994 Feb；15（2）：152, 154-6, 158 passim；quiz 162.

4．永田睦，長岡成孝，仙波伊知郎．自家歯牙移植と上顎洞底挙上術の併用療法：臨床的研究．日歯周誌．1998；40（秋季特別号）：87.

Q 自家歯牙移植のタイミングは，即時，待時のどちらがよいですか？

A 移植床となる部位の歯に根尖病巣や不良肉芽がある場合は，術後の感染防止や治癒の観点から，待時での移植のほうが有利である．

執筆：佐藤俊一郎

　即時で移植したほうが手術は1回で済むので，遠方からの紹介で来院されている患者や，何回も麻酔をしたくないなどの理由で即時での移植を選択する場合も確かにある．しかし筆者は，移植床となる部位の歯に根尖病巣や不良肉芽がある場合は，先に抜歯し，きれいに掻爬した3〜4週間後に待時にて移植するようにしている．ただし，治癒期間を長くしすぎると歯槽堤の吸収が起こり，移植が困難になる場合があるので注意が必要である[1〜3]．

　抜歯時に歯槽中隔があれば同時に削合し，移植床をある程度形成しておくと，移植時に簡単に短時間で移植ができる．また，CT画像から移植歯の3Dレプリカを製作しておけば，その時点で抜歯窩に収まるかも確認できるので便利である．

　抜歯後の治癒を待つことで，移植歯の周囲を閉鎖するために十分な量の角化歯肉を得ることができ，縫合も緊密にできるようになる．手術回数は2回になってしまうが，術者と患者双方にとっての精神的負担も軽減されると思う．

　その参考症例として，**図1〜6**を供覧する．

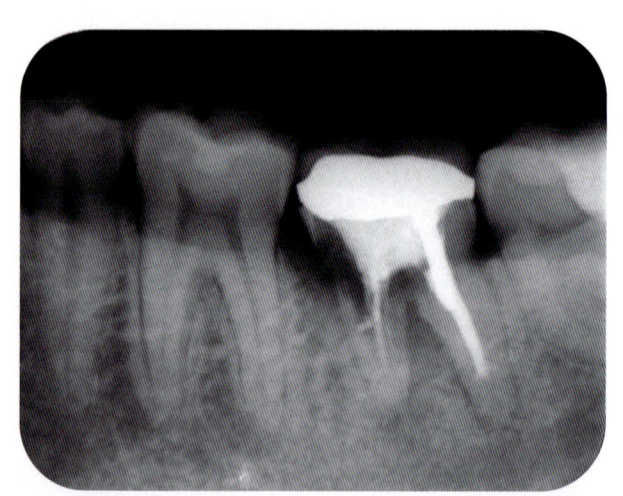

図1　初診時のデンタルエックス線写真．⌐7が腫れて痛いと来院．歯根が外部吸収を起こし保存不可能．⌐8が残存していた．

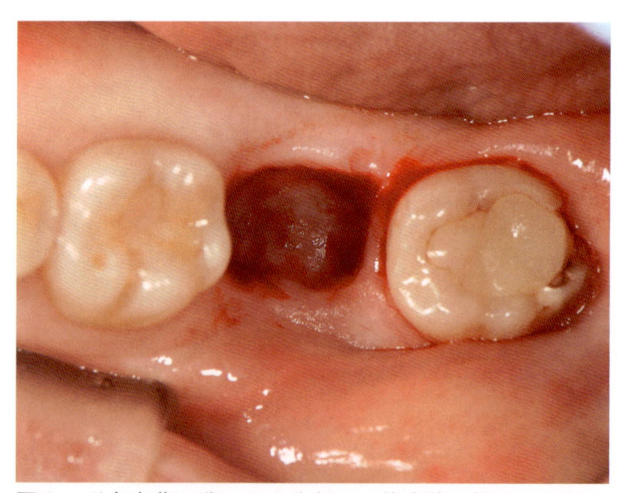

図2　不良肉芽が残るため先行して抜歯後，掻爬．同時に歯槽中隔も削合した．上皮の治癒を3週間待つ．

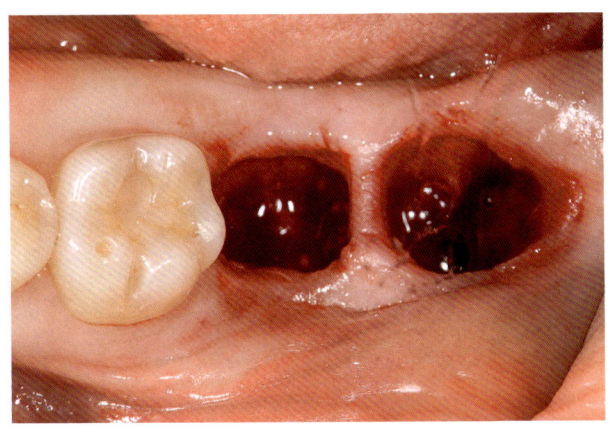

図3a 移植歯よりも大きくならないように上皮を切開し新鮮面を露出する．あえて剥離はしない．移植歯を抜歯する際に，歯間乳頭を傷つけないことがポイント．

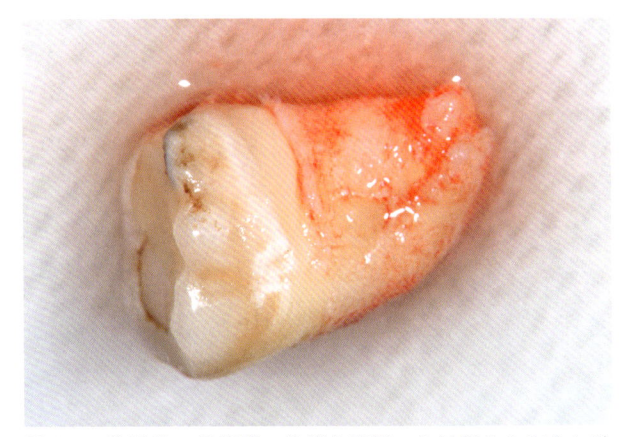

図3b 移植歯の歯根膜の位置を確認．う蝕部分を完全に除去し，抗菌剤の綿球を入れて仮封．

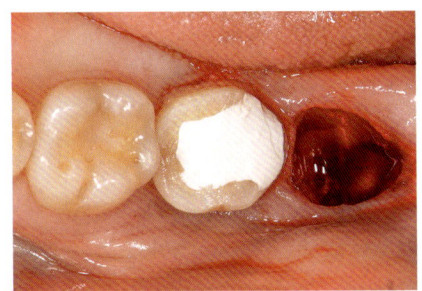

図3c ⑦の抜歯の際に歯槽中隔まで事前に削合しているため，移植歯はすんなり収まる．

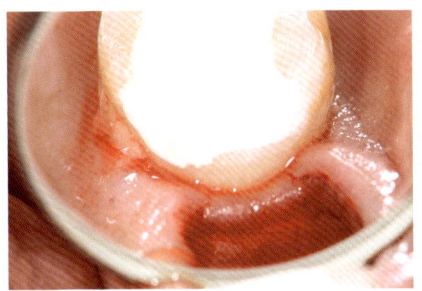

図3d 周囲の歯肉や歯間乳頭部と移植歯との緊密な適合を確認．探針で上皮が外側になるよう調整．

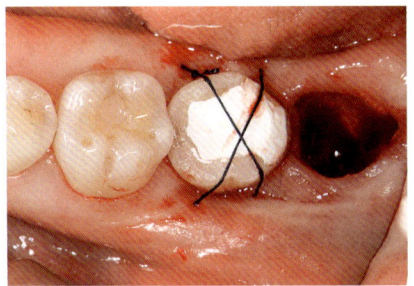

図3e 歯肉との適合は良いため縫合も移植歯を押さえるだけで十分．この後にパックして終了．

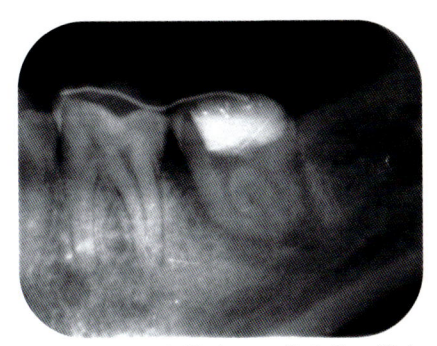

図4 パックを除去し，抜糸後に隣在歯とワイヤーで固定．移植歯の深度をチェックする．

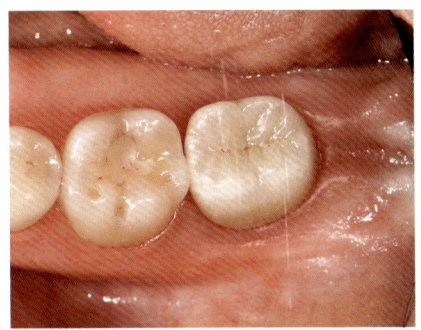

図5 根管治療後に歯肉の治癒を待って補綴治療を行った．患者が自費治療を希望されたためニケイ酸リチウムガラスセラミックス（e.max）製クラウンを装着．

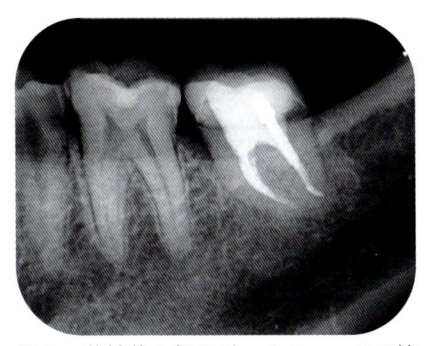

図6 移植後7年のデンタルエックス線写真．移植歯遠心の歯槽骨が良好に回復していることに注目．

参考文献

1．月星光博．自家歯牙移植．東京：クインテッセンス出版，2014；110.

2．下地勲．歯の移植・再植．東京：医歯薬出版，2016：69.

3．Breivik M. Human odontoblast response to tooth replantation. Eur J Orthod. 1981；3（2）：95-108.

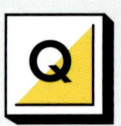 ドナー歯のレプリカを使った方法とはどういうものですか？

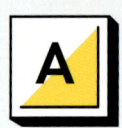 CBCTから製作したドナー歯とまったく同じ大きさのレプリカを使用することで，移植時にドナー歯の歯根膜へのダメージを最小限にすることが可能.

執筆：月星陽介

1）フリーソフトで行う方法

CBCTからドナー歯の三次元データをセグメンテーションするソフトウェアは，本稿執筆時（2024年11月現在）においてたくさんの種類がある．なかでも筆者はフリーソフトである3D Slicerを主に使用しているため，本稿ではこれについて簡単に紹介させていただく．

3D Slicerは，患者のCBCT画像をDICOM形式でインポートして，そこからPaint機能を使用したセミオート抽出により，簡単にドナー歯の三次元デー

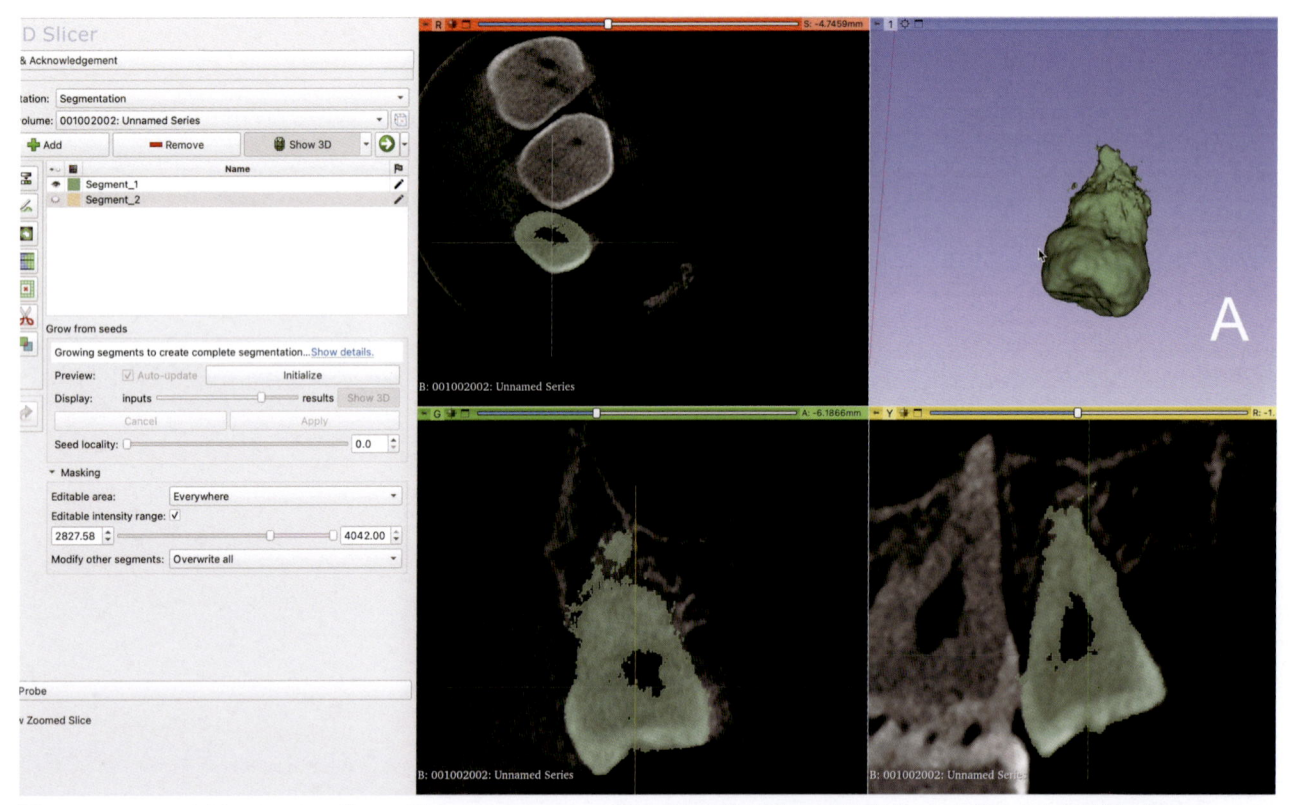

図1　3D Slicerを用いたドナー歯のセグメンテーション．手軽にCBCTから歯の三次元データを得ることが可能である．

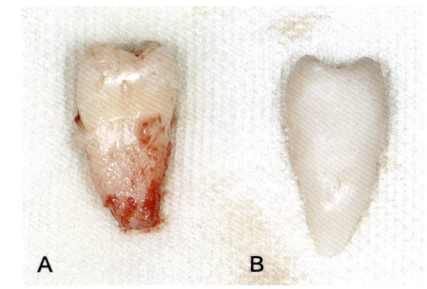

図2　実際のドナー歯（**A**）とレプリカ（**B**）．解剖学的構造および大きさが一致している．

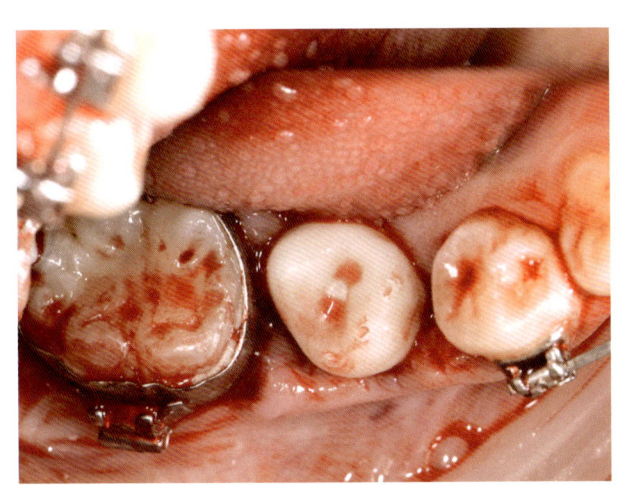

図3a　移植床を形成してレプリカを試適した状態．

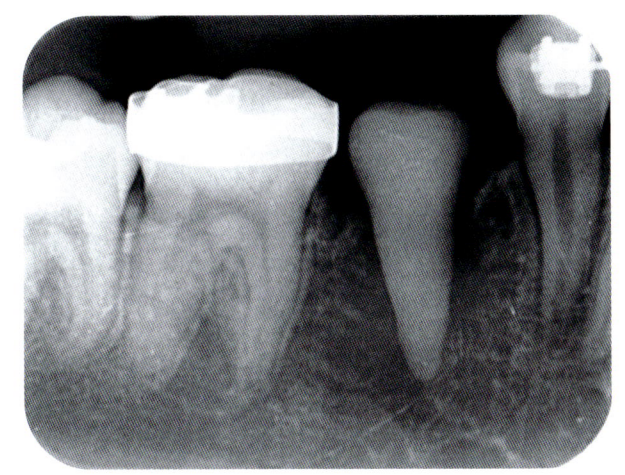

図3b　レプリカを試適した状態で撮影したデンタルエックス線写真．造影性レプリカを用いることでエックス線上でレプリカの形態が確認できる．

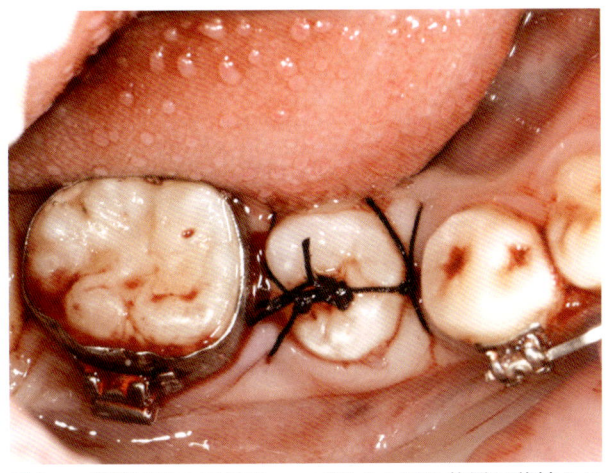

図3c　移植直後の口腔内．レプリカと同じ位置に移植されていることがわかる．

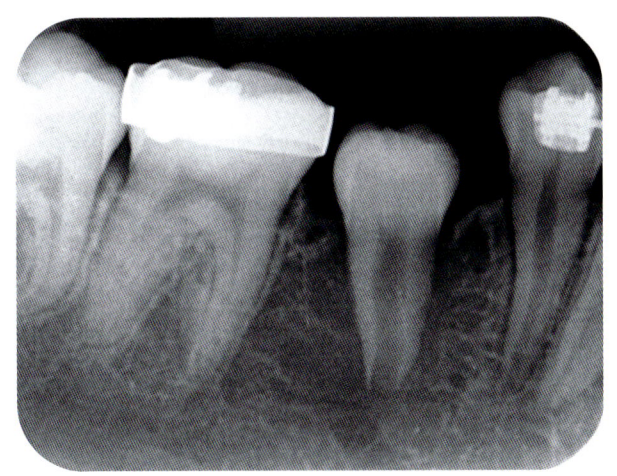

図3d　移植直後のデンタルエックス線写真．レプリカと同じ深度が達成されている（**図3**は参考文献6より版元の許可を得て転載）．

タを得ることが可能となる[1~3]（**図1**）．この作業は慣れれば5分で完了する．データは.stlという拡張子で保存可能であり，3Dプリンターで造形することでレプリカが製作できる．製作されたレプリカは必ず二次重合を行い，未重合レジンを最小限にする．移植の場合，レプリカそのものを直接創部に接触させることとなるが，先ほどの未重合レジンの観点からも使用には細心の注意を要する（**図2**）．薬機法に

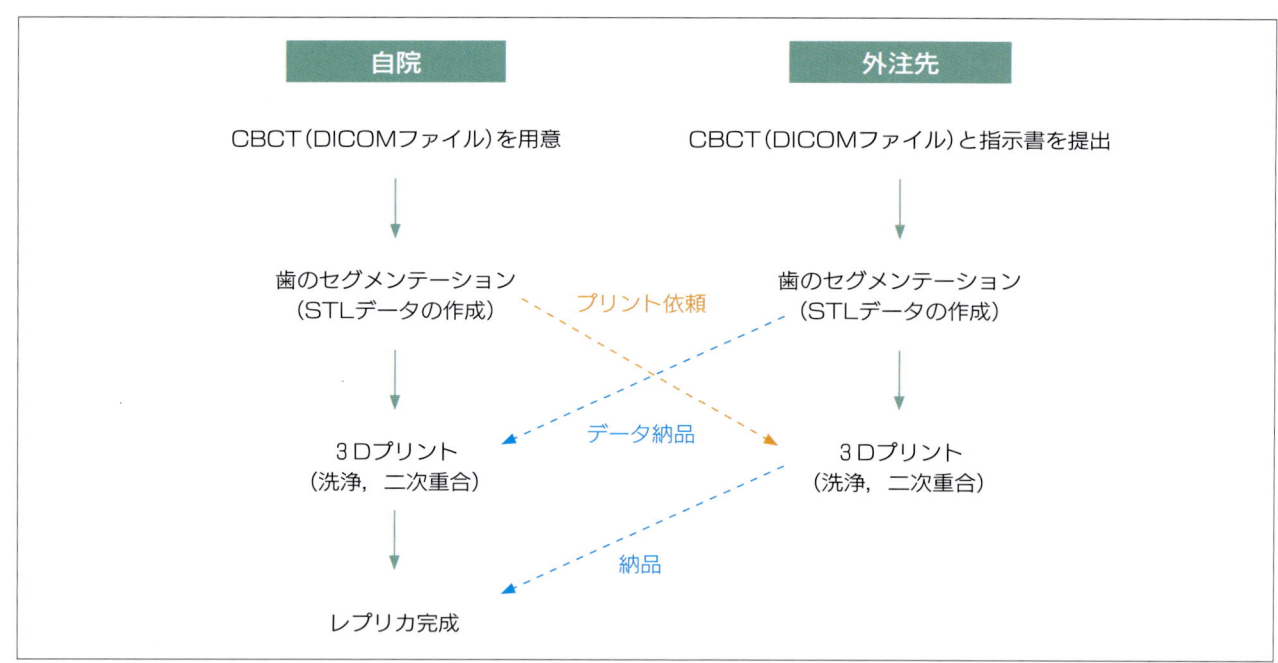

自院 外注先

CBCT（DICOMファイル）を用意 CBCT（DICOMファイル）と指示書を提出

歯のセグメンテーション 歯のセグメンテーション
（STLデータの作成） （STLデータの作成）

プリント依頼

３Ｄプリント データ納品 ３Ｄプリント
（洗浄，二次重合） （洗浄，二次重合）

納品

レプリカ完成

図4 CBCTデータのみを提出してレプリカの納品まで外注することが可能である．また歯のセグメンテーションだけや，あるいは３Ｄプリントだけを外注することも可能である．

登録されている材料を使用し，患者の同意のうえ，歯科医師の責任の下で行うことを推奨する．

レプリカを使用することで，実際のドナー歯を使用することなく移植床形成を行うことができる[1, 2, 4~6]．また，試適時の機械的刺激および歯槽窩外の血流遮断状態に起因する歯根膜へのダメージを最小限にでき（**図3**），成功率の上昇に寄与する[7]．

2）業者に外注する方法

先述の方法を自分自身で行うことができない場合は外注も可能であり，多くの業者が同様のサービスを行っている（**図4**）．グローバルエイト社を例に挙げると，CBCT画像を送るだけでセグメンテーションから３Ｄプリントまで行い，納品してくれる．

口腔内スキャンから得た歯冠データを統合したレプリカも製作できる．また，セグメンテーションしたデータだけ，あるいは３Ｄプリントだけといった注文も可能である．

同社は造影性レジンも取り揃えているため，多くのレジンを用意することが難しいわれわれ歯科医師にとっては，レプリカ用レジンの選択肢が広がる．

参考文献

1．M. Tsukiboshi, Y Tsukiboshi, T Tsukiboshi, N Yamauchi. Autotransplantation of teeth(2nd ed).東京：クインテッセンス出版，2024.

2．Tsukiboshi Y. Digital Simulation and Designing of a Novel Osteotomy Guide for Autotransplantation in the Anterior Region. Dent Traumatol. 2024 Sep 24.

3．月星陽介．安全なTADs埋入のためのサージカルステント製作法 フリーソフトを使ったセルフデザイニングシステム．the Quintessence. 2022；41(11)：84-98.

4．Tsukiboshi M, Tsukiboshi C, Levin L. A step-by step guide for autotransplantation of teeth. Dent Traumatol. 2023 Jul;39 Suppl 1：70-80.

5．月星光博，月星陽介．歯の移植のための３Ｄレプリカ作成法．the Quintessence. 2018；37(11)：82-95.

6．月星陽介．Digital DIY Orthodontics フリーソフトで広がるデジタル矯正臨床の可能性．矯正臨床ジャーナル．2023；39(5)：83.

7．Verweij JP, van Westerveld KJH, Anssari Moin D, Mensink G, van Merkesteyn JPR. Autotransplantation With a 3-Dimensionally Printed Replica of the Donor Tooth Minimizes Extra-Alveolar Time and Intraoperative Fitting Attempts：A Multicenter Prospective Study of 100 Transplanted Teeth. J Oral Maxillofac Surg. 2020 Jan;78(1)：35-43.

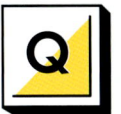 **ドナー歯を抜歯して移植するまでの保存方法は何がよいですか？ 生理食塩水？ 牛乳？ 保存液？**

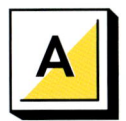 **牛乳が臨床的によいと考えられるが，ドナーを抜歯してすぐにレシピエントサイトに位置づけるのが理想的である．**

執筆：泉 英之

自家歯牙移植におけるドナー歯の保存方法に関する臨床研究は少なく，主に歯根膜細胞の生存率に基づく評価が行われている[1]（**図1**）．

HBSS（ハンクス平衡塩類溶液），牛乳，生理食塩水が比較されており，HBSSは細胞の生存に必要なpHや栄養素を含み，高い細胞生存率を維持する．しかし，入手が難しく，コストも高いという欠点がある．

牛乳は手に入りやすく安価であり，外傷歯の応急処置としても用いられるが，HBSSに比べると生存率が劣る．

一方，生理食塩水は必要な栄養素が欠けており，低張性のため細胞溶解のリスクがある．

筆者はドナー歯を口腔外で保存する場合，牛乳を用いている．歯牙保存液については良質な研究がなく，筆者の経験ではあまりよい結果が得られていないため，使用していない（**図2**）．

ここで検討したラボ研究の結果が必ずしも臨床と一致するとは限らない．ドナー歯の歯根膜のもっともよい保存方法は，抜歯後すぐにレシピエントサイトに移植することである．

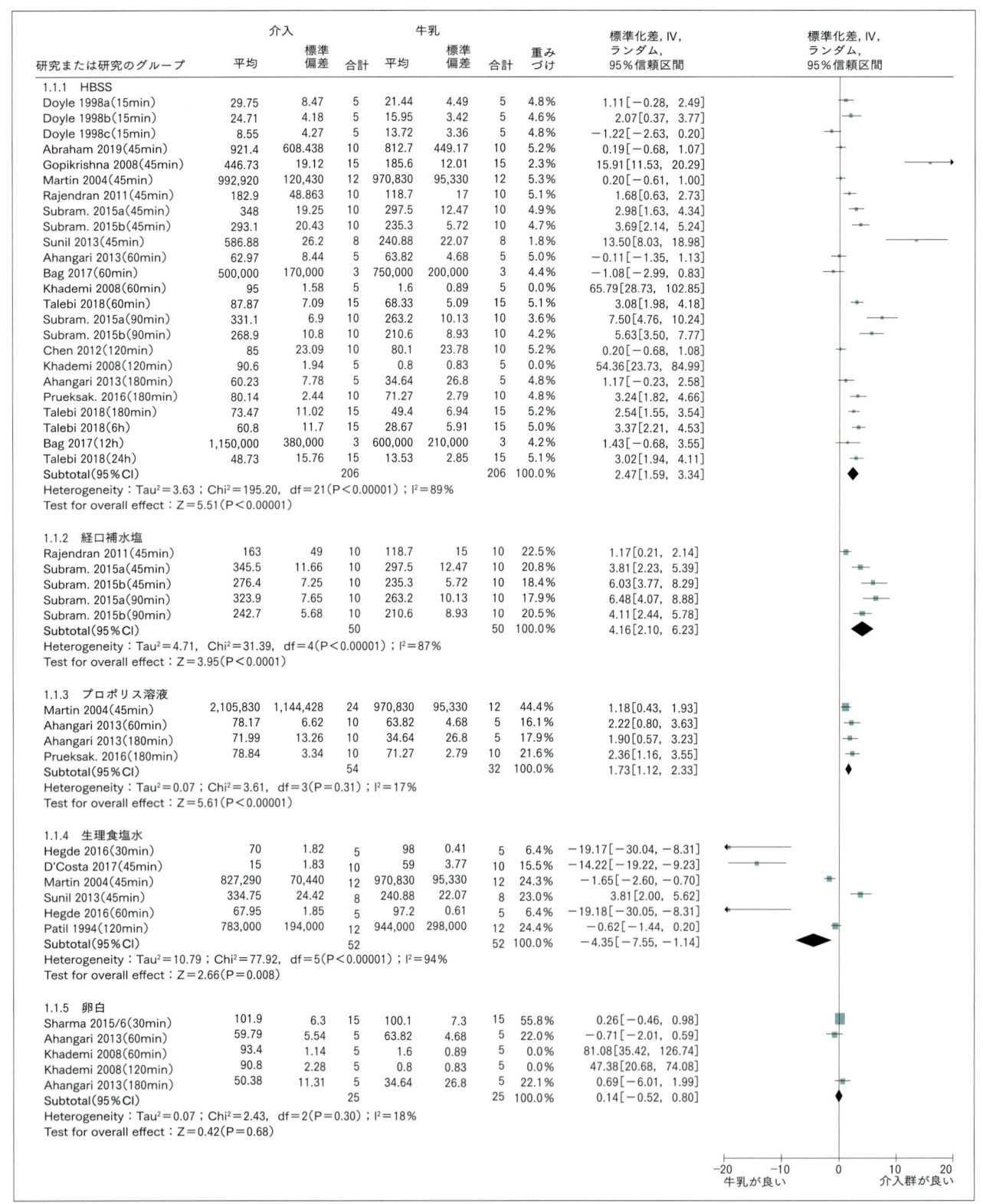

図1 各種保存液と細胞生存率．各種保存液の牛乳と比較した場合の歯根膜細胞の生存率をメタアナリシスした結果を示す．メタアナリシスとは，複数の研究結果を統合して分析する統計学的な手法である．◆が縦の線と交わっていない場合，統計的に差があることを示している．HBSS，牛乳，生理食塩水の順に歯根膜細胞の生存率が高い．ただし，この研究はラボの研究であり，研究デザインに大きなバイアスがかかっているリスクがあるため，臨床でも同じ結果を得られるとは限らない．参考文献1より引用・改変．

図2a 図2b

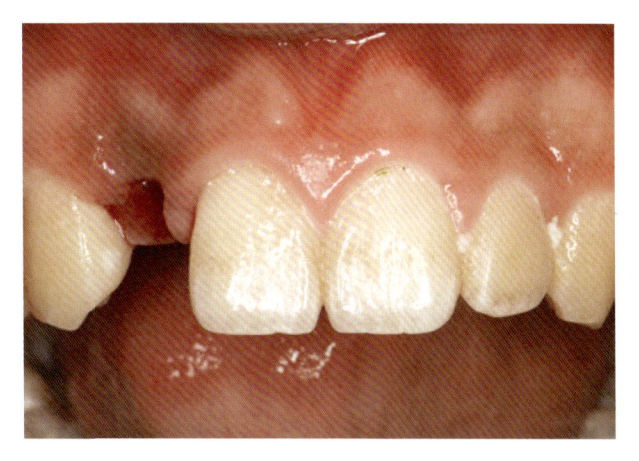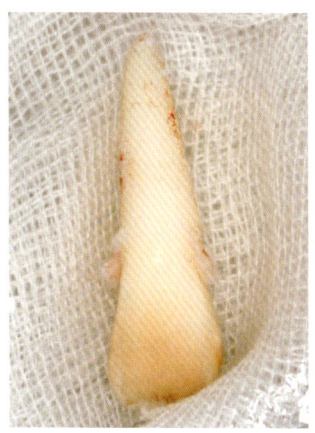

図2a, b 脱離歯を受傷直後に歯牙保存液に浸漬したにもかかわらず，アンキローシスが生じた症例．**a**：14歳，男児．けんかで歯が抜けたことが主訴．**b**：学校に歯牙保存液があり，養護教諭が適切な対応をしたため，歯牙保存液に脱離歯が保存された状態であった．

図2c 図2d

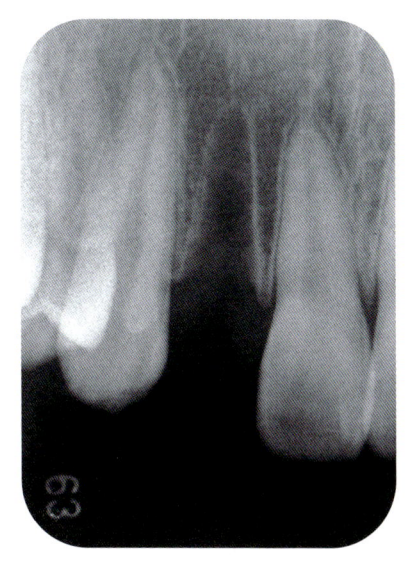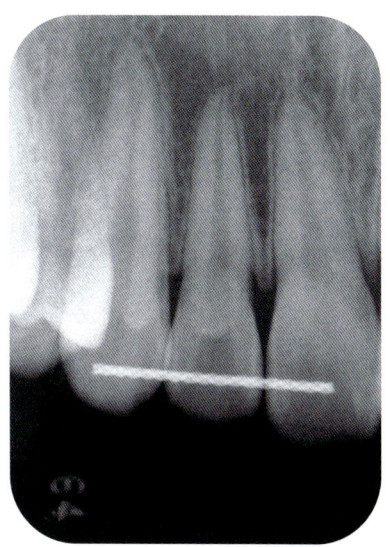

図2c, d **c**：デンタルエックス線写真を撮影し，脱離歯以外の部位も外傷の有無を確認する．**d**：再植を行い，ワイヤーとレジンで固定した．デンタルエックス線写真を撮影し，適切な位置に再植されているかを確認する．

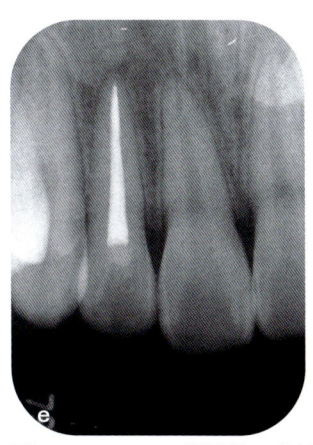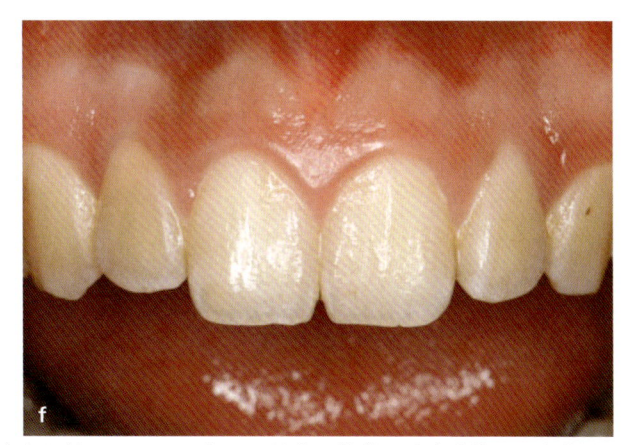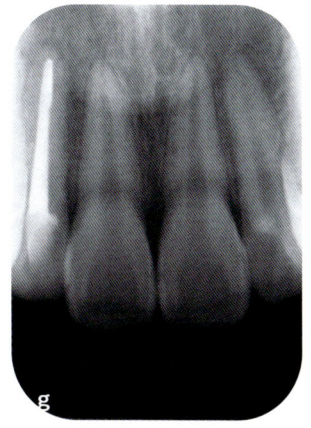

図2e〜g **e**：2週間後に根管治療を行った．**f**：1年4か月後の状態．臨床症状は正常範囲内である．**g**：同エックス線写真．歯槽硬線をはっきりと確認できていないため，歯根の一部にアンキローシスが生じている可能性がある．

参考文献
1．De Brier N, O D, Borra V, Singletary EM, Zideman DA, De Buck E；International Liaison Committee on Resuscitation First Aid Task Force. Storage of an avulsed tooth prior to replantation：A systematic review and meta-analysis. Dent Traumatol. 2020 Oct；36（5）：453-76.

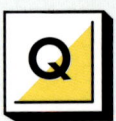

Q ドナー歯の固定はどのようにするとよいですか？　ワイヤー？縫合糸？

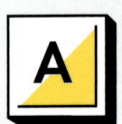

A 可及的に強固な固定は避けたほうが，予後は良いようである．ドナー歯のフィットが良い場合は，最初の4日ほどは縫合糸で固定しよう．

執筆：平井友成

　移植時に固定は必須だが，必要以上に長期にわたる強固な固定は，後に歯根吸収を起こしやすくなるおそれがあるといわれている．そのため，移植時にある程度の安定が得られるようであれば，術後から4日間程度は縫合糸のみで，その後は隣在歯とワイヤーでの固定にすると良いようである．

　その際，移植直後にワイヤーの下準備をしておくと，縫合糸からワイヤーの固定へとスムーズに移行できる（**図1，2**）[1]．

　適合が良い場合は，1か月以内に固定を外せることが多いようである．一方，移植時に安定が得られない，または移植歯の歯根長が短いようなケースでは，最初からワイヤーにて固定したほうが，脱落のおそれがなく安心である．こういったケースは，より長期の固定が必要となる．

　ワイヤー固定には，スーパーボンド（サンメディカル）を用いる．どちらの場合も，動揺度が1度程度以下になったタイミングで固定を除去する．

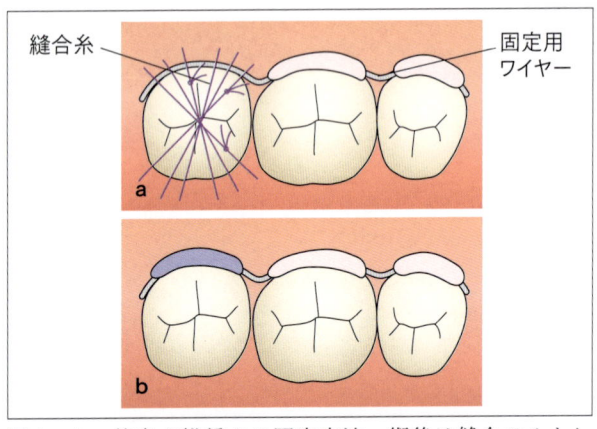

図1a, b　筆者が推奨する固定方法．術後は縫合のみとし（**a**），4日後程度からワイヤー固定に切り替える（**b**）．□：下準備のために移植当日に用いるスーパーボンド．■：抜糸時（4日後）に追加するスーパーボンド．

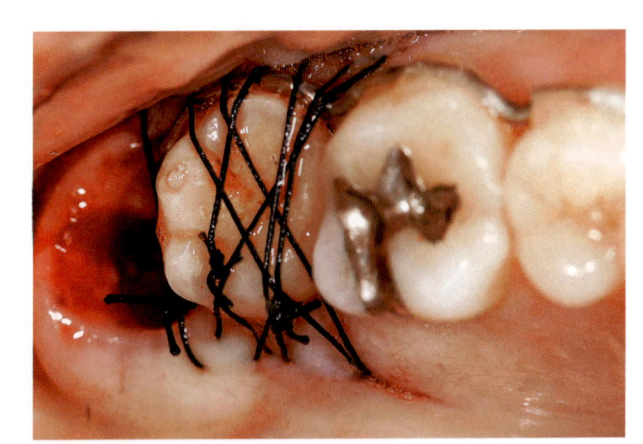

図2　実際の臨床例．術直後の状態．この4日後に抜糸を行い，スーパーボンドを移植歯に追加する．

参考文献
1．平井友成．必ず上達 自家歯牙移植・再植．東京：クインテッセンス出版，2021：27-8．

必ず上達 自家歯牙移植・再植

歯の移植・再植で天然歯を保存する，活用する
基本からアドバンスまで豊富な臨床例でわかりやすく解説

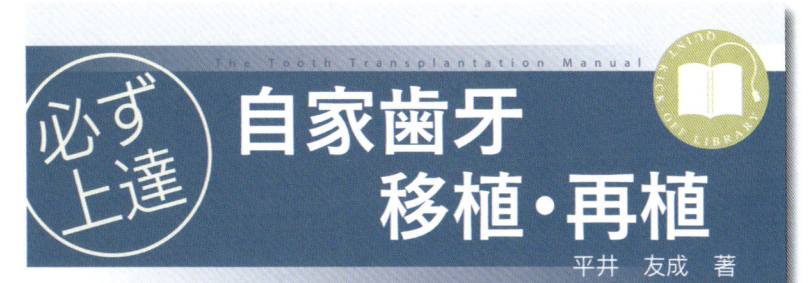

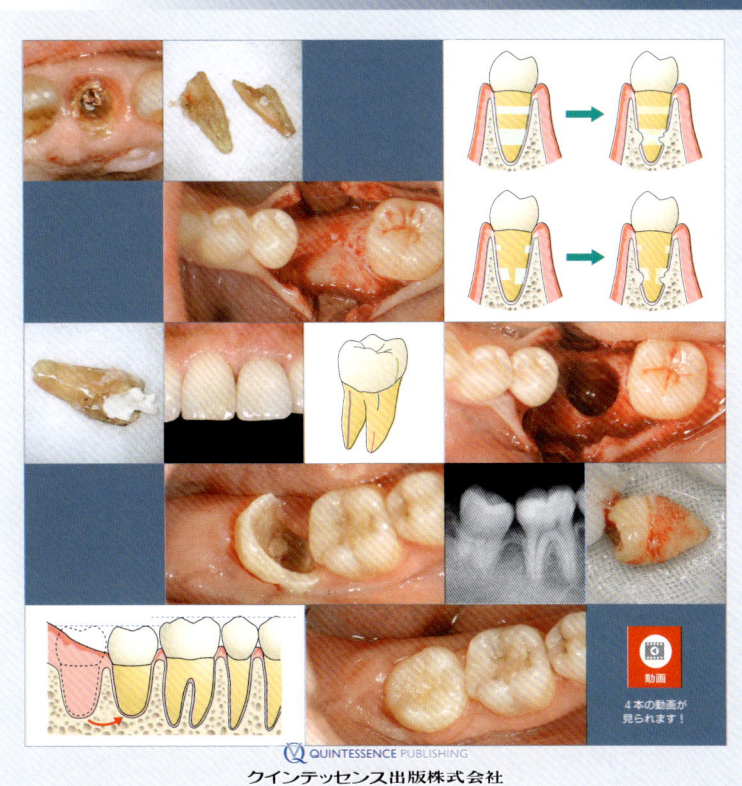

クインテッセンス出版株式会社

平井　友成　著

　歯の保存の重要性が叫ばれるなか，自家歯牙移植および再植が脚光を浴びているが，まだきちんとした知識や考え方，臨床術式などが一般開業医に浸透していないとの声も聞かれる．本書では基礎的な解説から治療の実際，また予後の観察を含めた一連の流れを示すことで，本手法をより確実なものとして習得できる内容とした．初心者・経験者を問わずよく寄せられる疑問にＱ＆Ａで細かく答えた，臨床医の福音となる一冊である．

主な内容

PART 1　自家歯牙移植
　基礎的知識／診査・診断，適応症／治療の実際／予後と評価／自家歯牙移植の活用／インプラントとの比較

PART 2　再植
　意図的再植／垂直性歯根破折への対応

APPENDIX　オススメ器具・材料

**より詳細な手技がわかる
参考動画 4 本収録**

● サイズ:A4判　● 112ページ　● 定価7,480円（本体6,800円＋税10%）

QUINTESSENCE PUBLISHING 日本

クインテッセンス出版株式会社
〒113-0033　東京都文京区本郷3丁目2番6号　クイントハウスビル
TEL 03-5842-2272（営業）　FAX 03-5800-7592　https://www.quint-j.co.jp　e-mail mb@quint-j.co.jp

演者決定（第1報）

2nd YOUNG
Dental Innovators' Meeting
2025

Young Dental Innovators
2025年、世界に羽ばたく若手歯科医師が横浜に集結。

Young Dental Innovators

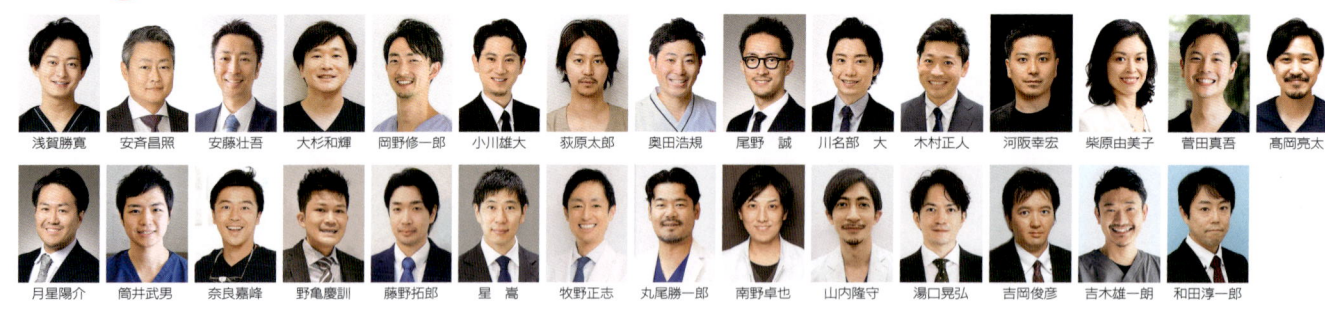

浅賀勝寛　安斉昌照　安藤壮吾　大杉和輝　岡野修一郎　小川雄大　荻原太郎　奥田浩規　尾野 誠　川名部 大　木村正人　河阪幸宏　柴原由美子　菅田真吾　髙岡亮太

月星陽介　筒井武男　奈良嘉峰　野亀慶訓　藤野拓郎　星 嵩　牧野正志　丸尾勝一郎　南野卓也　山内隆守　湯口晃弘　吉岡俊彦　吉木雄一朗　和田淳一郎

Features

- 主役は新進気鋭の若手歯科医師　Young Dental Innovators
- 質が高く、教育的かつ臨床的な講演
- 各セッションを経験豊富な座長がサポート　Moderators
- 修復、歯科矯正、エンド、ペリオ、インプラント、補綴、デジタル、経営……多岐の歯科的テーマにわたるセッション
- 次世代を担う若手歯科医師によるセッション（ケースプレゼンテーション）も開催予定　Up-Coming Young Dental Innovators

Up-Coming Young Dental Innovators

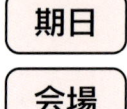

※演者は以後，発表予定。

Save the Date!

期日	2025年11月1日（土）・2日（日）
会場	パシフィコ横浜アネックスホール

※講演内容，参加費ほか詳細は，順次発表予定。

Moderators

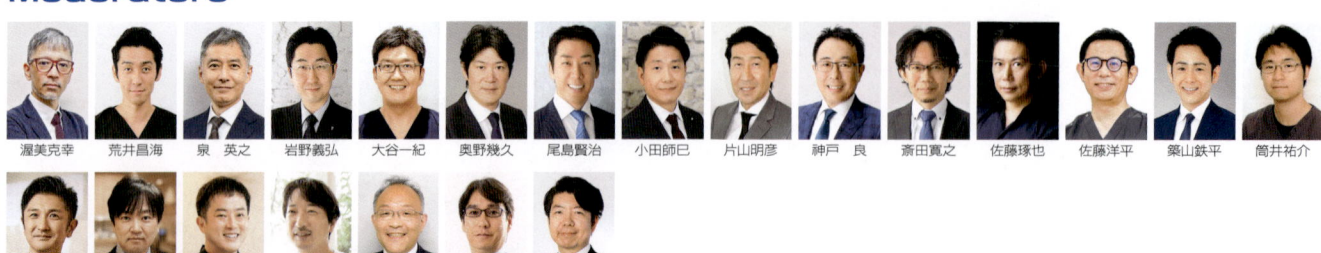

渥美克幸　荒井昌海　泉 英之　岩野義弘　大谷一紀　奥野幾久　尾島賢治　小田師巳　片山明彦　神戸 良　斎田寛之　佐藤琢也　佐藤洋平　築山鉄平　筒井祐介

長尾龍典　辺見浩一　増田英人　村川達也　山口文誉　山崎 治　山下素史

QUINTESSENCE PUBLISHING
日本
https://www.quint-j.co.jp/

移植歯の根管処置

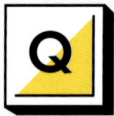

Q 移植後に根管治療は必要ですか？　必要な場合はいつ行いますか？

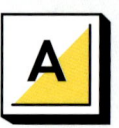

A 移植後の根管治療の必要性は，移植する歯の成熟度によって左右される．

執筆：相宮秀俊

　歯根が未成熟な場合，歯髄の再生能力が高く，根管治療を回避できる可能性がある．こうした場合は経過観察を行い，歯髄が生存し続ければ歯根の成長と歯周組織の再生が期待できるため，診断が重要となる．

　歯根が完全に成長して閉鎖している場合は，歯髄が損傷し，壊死してしまい，歯根周囲への感染のリスクが高まる．このことから，移植後3～4週間経過時に根管治療を行うことが推奨されている．正しいタイミングで根管治療を行うことにより，感染リスクを低減し，予後が改善される可能性が高まる．

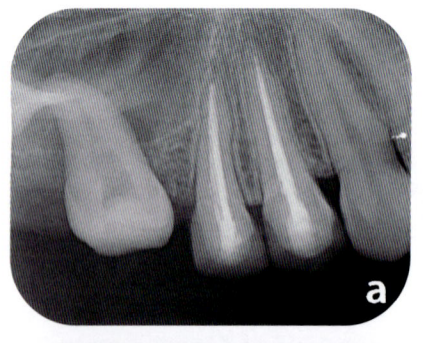
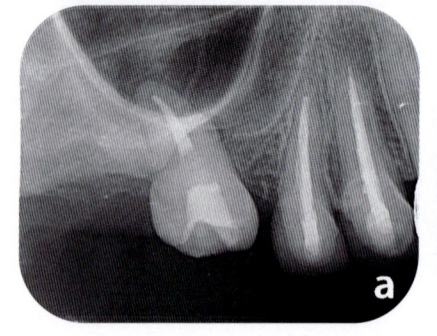

図1 ｜ 図2

図1　⑥にサイナスフロアエレベーションを行い，ドナー歯を上顎洞内に位置させている．
図2　移植後約3週間経過時に根管治療を行った．

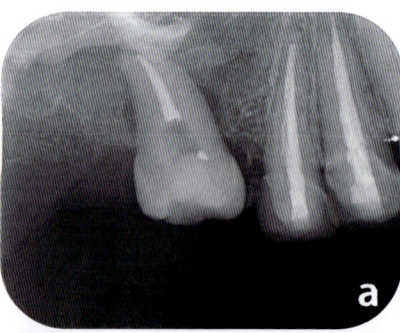
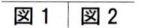
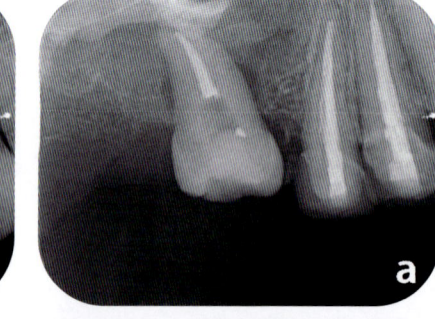
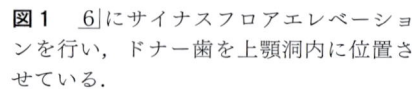
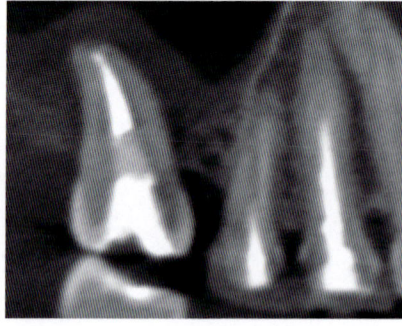

図3a ｜ 図3b

図3a,b　移植後約8か月．歯根膜腔は回復していた．また，CBCT画像では上顎洞底の挙上が確認できた．

Q 移植した第三大臼歯の根管形態が複雑で根管治療が難しいと感じます．どうしたらよいでしょうか？

A 熱処理型ニッケルチタン(Ni-Ti)ロータリーファイルを活用し，湾曲した根管でも効率よく根管治療を行う．

執筆：月星太介

　移植するドナー歯は第三大臼歯であることが多いため，根管形態が複雑であることが多い(**図1**)．そして，ドナー歯を回転して移植することも多いため，頬舌近遠心方向が変化し，根管の位置の把握が難しい．そのため，術中に移植歯をどのように回転させたかを記録し，術前で使用したCTを注意深く観察し，根管形態と位置を確認した後に根管治療を開始する．

　複雑な根管治療では，手用ファイルだけでは拡大が難しく，治療時間も長くなるため，ニッケルチタンロータリーファイルの使用が推奨される．ニッケルチタンロータリーファイルの種類としては，従来型よりも熱処理型のファイルの使用が推奨される．従来型のファイルは剛直で湾曲させても直線的になり(スプリングバック)，ファイルが破折しやすかったが(**図2**)，熱処理型のファイルはプレカーブを付与でき(コントロールメモリ)，ファイルも破折しにくいため，より効率的な根管拡大が可能となる(**図3**)．筆者は，熱処理型ニッケルチタンロータリーファイルである，Bassi Logic(Bassi，BSAサクライ)の使用を推奨している(**図4**)．

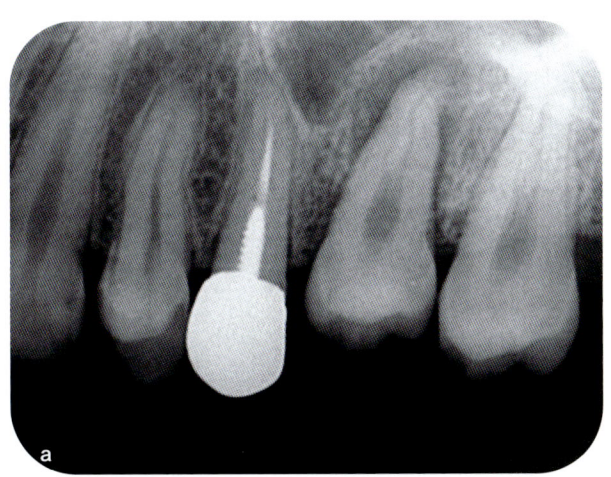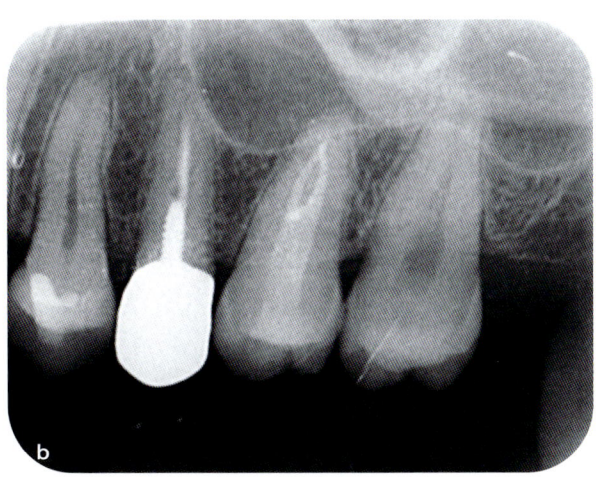

図1a,b　移植直後(**a**)と移植7年後(**b**)の⌊6の移植歯．根管中央部で分岐し，根尖部で収束する複雑な根管形態をしている．7年後もとくに臨床的に問題はない．

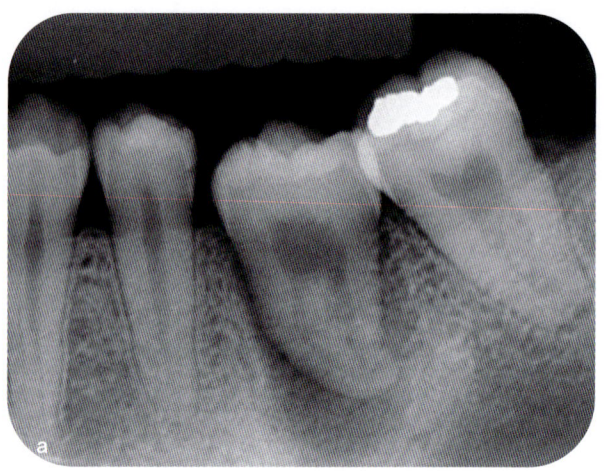
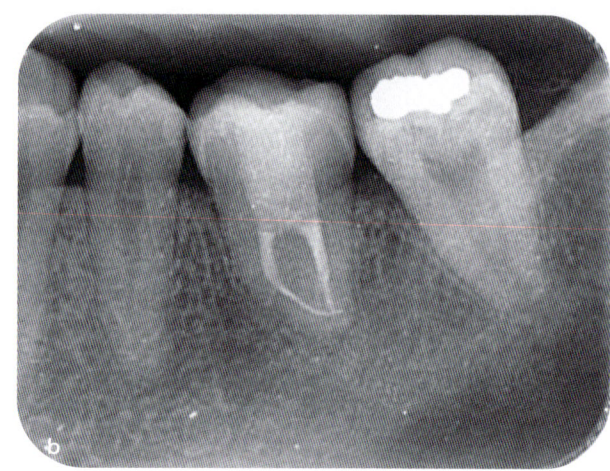

図2 a, b　移植直後（a）と移植7年後（b）の⌐6の移植歯．近心根が大きく湾曲している．従来型ニッケルチタンロータリーファイルを使用したが，#35/.06の使用時にファイルが破折してしまった．7年後，とくに臨床的に問題はない．

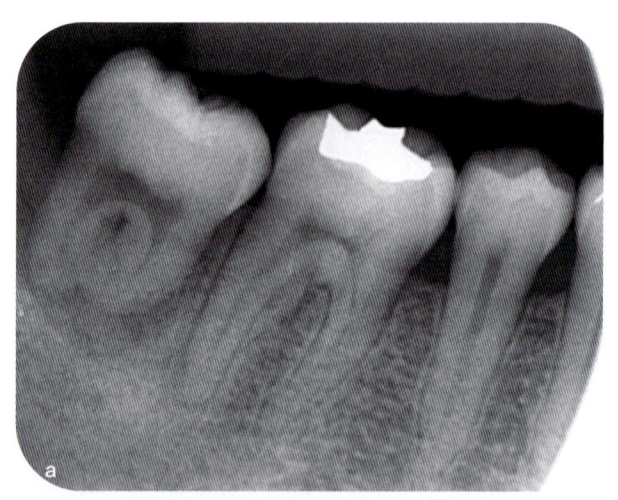
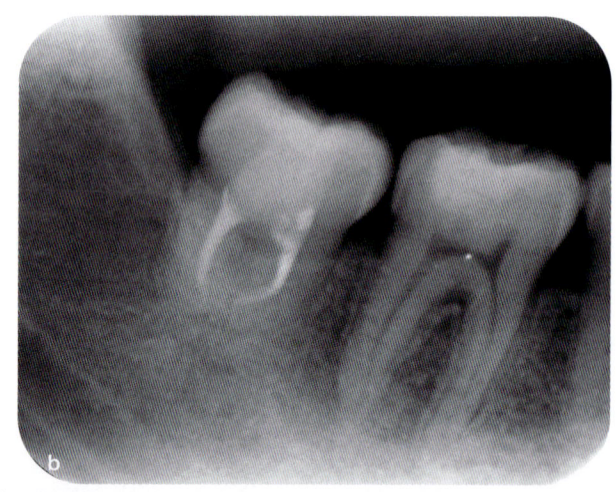

図3 a, b　移植直後（a）と移植4年後（b）の⌐7の移植歯．近心根，遠心根両者とも大きく湾曲している．熱処理型ニッケルチタンロータリーファイル（Bassi Logic）を使用し，#35/.05まで拡大，根管充填を行った．4年後も良好な結果である．

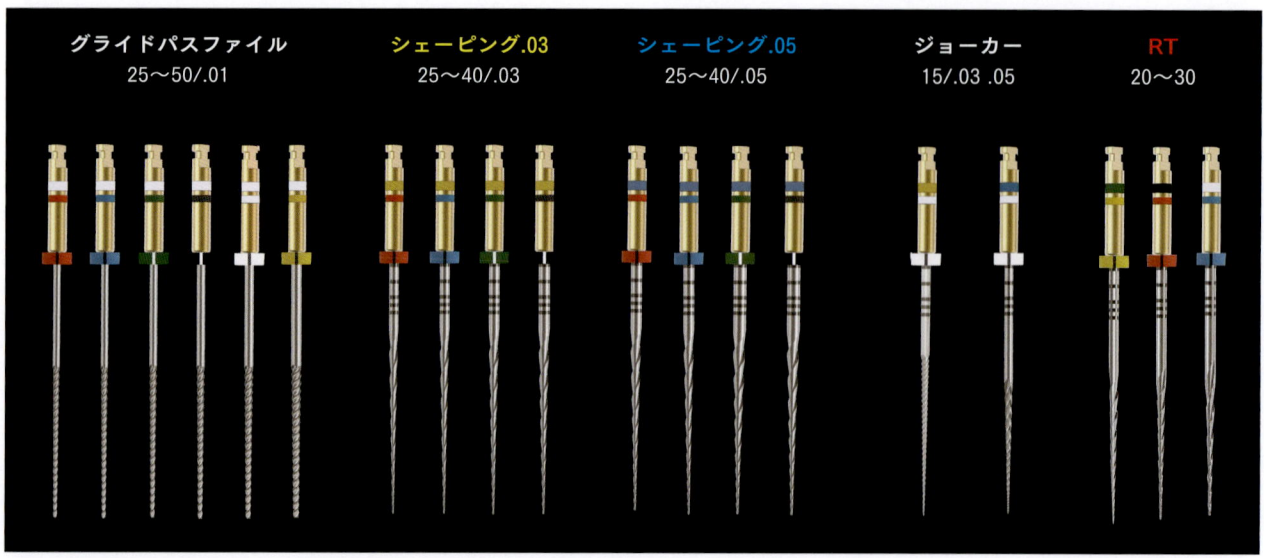

図4　Bassi Logicラインナップ（熱処理型ニッケルチタンロータリーファイル）．

移植歯の自然移動と矯正的移動

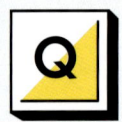

Q 自然萌出は必ず起きますか？ 起きない場合の対処法を教えてください

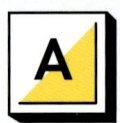

A 歯根膜治癒した移植歯では基本的に起きるが，矯正的挺出が必要な場合もある．

執筆：月星陽介

移植の際，基本的に深めに植立して対合歯との接触を回避することが多いため，咬合接触に関しては治癒後の自然萌出に期待することとなる（**図1**）[1]．

自然萌出は必ず起きるというわけではなく，移植後の歯根膜治癒を前提としており，影響する因子は年齢，歯根完成状態，歯根膜の保存状態などが挙げられる[1,2]．当然，アンキローシスでは移動しない．その速度は移植後3〜6週で加速し，6〜12週で最大となり，12〜24週で減衰し，咬合していく[2]．

比較的年齢が高い患者で，骨欠損が大きく，深く，移植せざるを得ない症例では，十分な自然萌出が見込めないため，矯正的挺出が必要となる（**図2**）[1]．

治癒が順調に進行していれば，移植後約4週で挺出移動の開始が可能である．万が一，アンキローシスが生じてしまった場合，脱臼による癒着部位の解除もしくは歯冠修復によって咬合させることとなる．

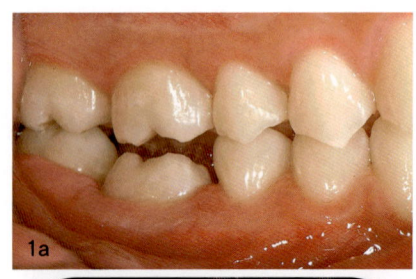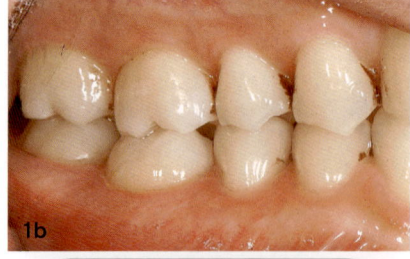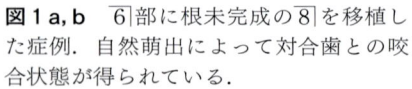

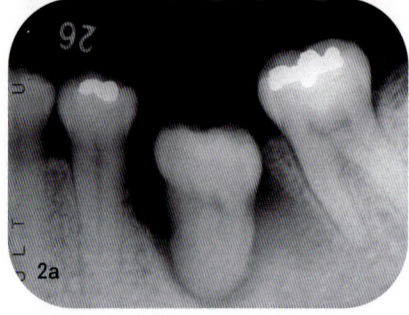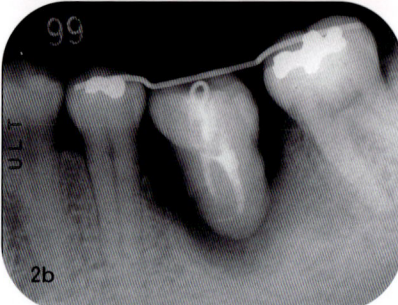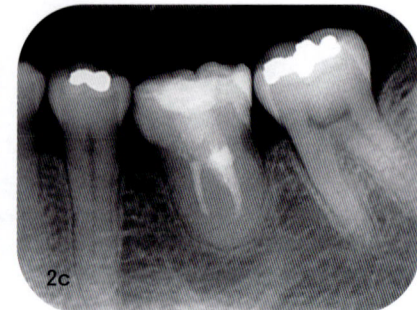

図1 a, b ６｜部に根未完成の｜8を移植した症例．自然萌出によって対合歯との咬合状態が得られている．
図2 a〜c ６｜部に根完成の｜8を移植した症例．骨欠損が大きく，深く移植せざるを得なかったため，矯正的挺出を行って咬合させた．

参考文献
1．Tsukiboshi M, Yamauchi N, Tsukiboshi Y. Long-term outcomes of autotransplantation of teeth：A case series. Dent Traumatol. 2019 Dec；35(6)：358-67.

2．Paulsen HU, Andreasen JO. Eruption of premolars subsequent to autotransplantation. A longitudinal radiographic study. Eur J Orthod. 1998 Feb；20(1)：45-55.

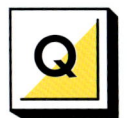

Q 自家歯牙移植と矯正歯科治療を組み合わせる際に注意することは何ですか？①

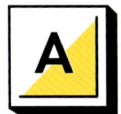

A アンキローシスの可能性があるので，患者の同意および術後の経過観察，失敗時のリカバリーが重要である．

執筆：月星陽介

多数歯先天欠如や外傷による保存不可能歯がある場合，矯正目的の便宜抜去歯を欠損部位に移植して全顎矯正歯科治療を行うことはしばしばある[1, 2]．移植後も三次元的な矯正移動が必要であることがほとんどであり，これはつまり移植歯の歯根膜治癒が絶対条件となり，アンキローシスでは矯正移動が不可能なため，移植が失敗であることを意味する．

そのため，移植後の歯牙移動の予測実現性が高いような矯正歯科治療および移植治療計画を行うだけではなく（**図1**），移植後の矯正歯科治療を行うにあたって定期的なエックス線撮影や動揺度をチェックし，吸収やアンキローシスなどを早めに検知することが非常に重要である（**図2**）．

移植歯の骨方向への移動は，移植後2～3か月を目安に開始する[1]．一方で，1割ほどはアンキローシスを生じる可能性があるので[3～5]，リカバリーや失敗した時の選択肢（インプラント治療など）を事前に患者に説明し，患者のインフォームドコンセントを十分に得ることが肝要である．

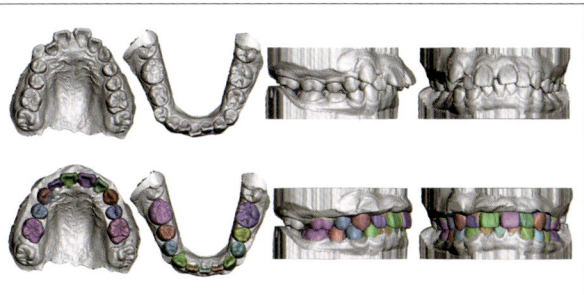

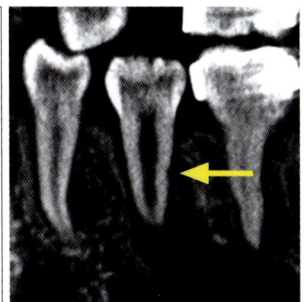

図1 $\overline{5|5}$および$\boxed{2}$の先天欠如，アングルⅡ級1類の症例．$\underline{5|5}$を$\overline{5|5}$欠損部位へ移植した場合のセットアップモデル．
図2 根未完成歯の移植後3か月のCBCT画像．根尖に病変が認められ，歯根遠心面には小さいが炎症性吸収像が認められる（矢印部）．この時点で歯髄壊死と判断し，根管治療を開始した．

参考文献

1．Tsukiboshi M, Tsukiboshi Y, Tsukiboshi T, Yamauchi N. Autotransplantation of teeth（2 nd ed）. 東京：クインテッセンス出版，2024.

2．Tsukiboshi Y. Digital Simulation and Designing of a Novel Osteotomy Guide for Autotransplantation in the Anterior Region. Dent Traumatol. 2024 Sep 24.

3．Tsukiboshi M. Autotransplantation of teeth：requirements for predictable success. Dent Traumatol. 2002 Aug；18（4）：157-80.

4．Tsukiboshi M, Yamauchi N, Tsukiboshi Y. Long-term outcomes of autotransplantation of teeth：A case series. Dent Traumatol. 2019 Dec；35（6）：358-67.

5．Barendregt D, Andreasen JO, Leunisse M, Eggink E, Linssen M, Van der Weijden F, Louropoulou A. An evaluation of 1654 premolars transplanted in the posterior region-A retrospective analysis of survival, success and complications. Dent Traumatol. 2023 Jul；39 Suppl 1：50-62.

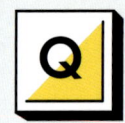

Q 自家歯牙移植と矯正歯科治療を組み合わせる際に注意すること は何ですか？②

A 矯正歯科治療の開始時期を見極めて弱い力から順番にかけていく．

執筆：相宮秀俊

　自家歯牙移植と矯正歯科治療の組み合わせを行う際には，治療計画のタイミングを合わせることが重要である．とくに，矯正力はドナー歯の歯根膜の安定性に大きな影響を与えるため，強度や矯正力を加えるタイミングには十分な配慮が求められる．

　また，移植部位の骨や歯周組織の状態を確認し，安定した環境を整えることが成功の鍵となる．筆者は，矯正移動開始の時期は基本的に移植後3か月を予定している．

　以上の要素を考慮して慎重に治療を進めることで，自家歯牙移植と矯正歯科治療を成功に導くことが可能となる．

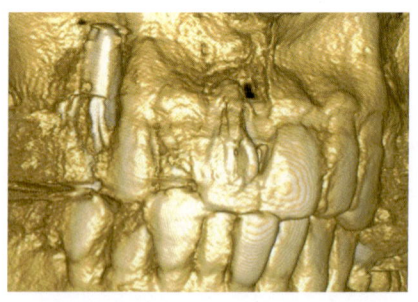
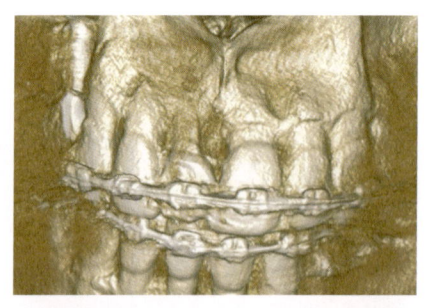

図1a 図1b

図1a，b　CBCT画像にて骨の状態を確認すると，1]歯根周囲の歯槽骨が回復していることがわかる．a：術前．b：術後．

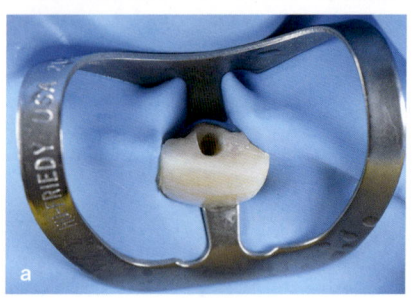
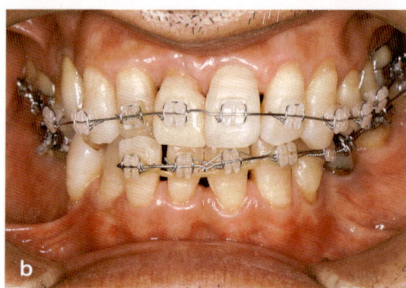
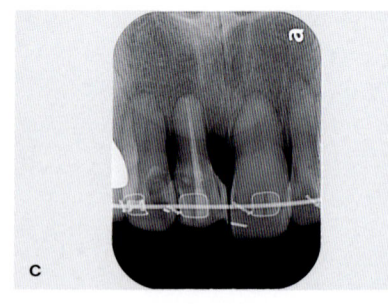

図2a〜c　根管治療終了後，約3か月間の経過観察を行っている．

参考文献
1．月星光博．自家歯牙移植 増補新版．東京：クインテッセンス出版，2014：63．

移植歯の歯冠修復

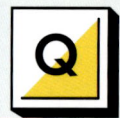 **Q** 移植歯の歯冠修復はコンポジットレジンですか？　クラウンですか？①

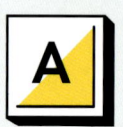 **A** 歯根未完成歯は象牙質の露出を防ぐためにコンポジットレジン修復を選択する．う蝕のない歯根完成歯がドナーの場合は，コンポジットレジン修復で良い予後を期待できる．

執筆：泉　英之

　自家歯牙移植後の最適な修復方法に関する質の高い臨床研究は存在しないため，質の低いエビデンスや臨床経験に基づいて，最適と考えられる方法を選ぶ必要がある．

　筆者は，歯根未完成歯にはコンポジットレジン（以下，CR）修復がもっとも適していると考える．これは，歯冠形成により象牙質が露出すると，歯髄への細菌感染リスクが高まるためである．Kontakiotisらは，クラウン修復を行った歯の約10％が，術前は電気歯髄診断に反応していたものの，セメンテーション時に反応しなくなったと報告している[1]．

　一方，歯根完成歯は根管治療が必要となるが，う蝕による根管治療後の臼歯部CR修復はクラウン修復よりも失敗率が高く，歯の生存率が低下するとの報告があり[2]，クラウン修復が推奨されている．しかし，根管治療後の予後は術前の歯質の残存量に依存する[3]．自家歯牙移植では，う蝕のない第三大臼歯が用いられ，歯質が無傷であるため，筆者の経験では最小限の髄室開拡を行ったCR修復で長期的に良好な予後が得られている．よって，術前にう蝕のないドナーを移植する際はCR修復を選択している．

　以下に，移植後にCR修復を行った症例を示す．

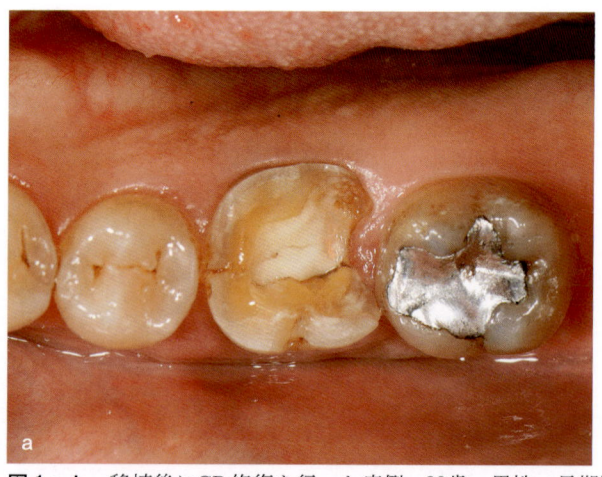 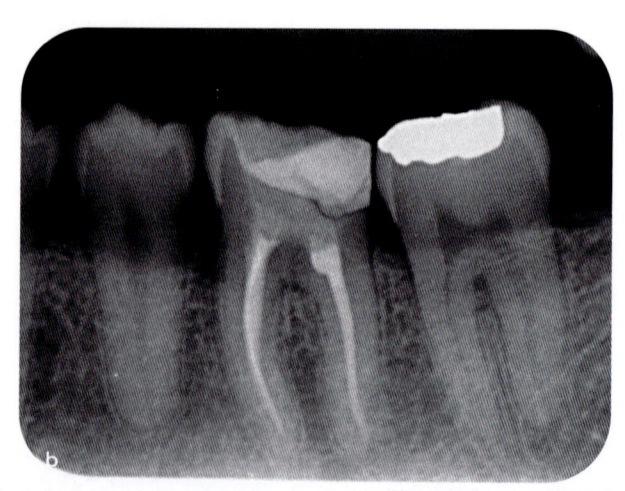

図1a, b　移植後にCR修復を行った症例．29歳，男性．長期間にわたりメインテナンスを行っていたが，6 が破折により保存不可能となった．

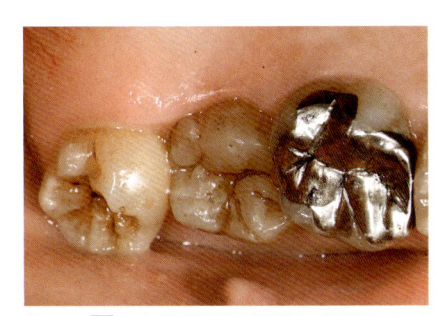

図2 ⌐6は臼歯部の無髄歯であるため，将来的に喪失のリスクがあると考え，ドナー候補となりうる非機能歯である第三大臼歯を保存していたため，自家歯牙移植という治療の選択肢があった．今回は，⌐8を⌐6に移植する治療計画を立て，患者より同意を得た．

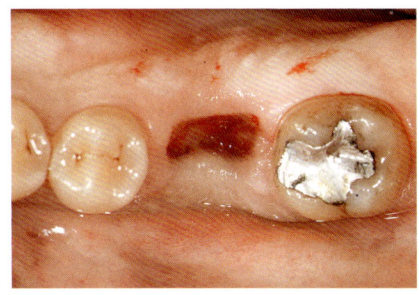

図3 検査・診断の結果，ドナーである⌐8が⌐6より小さかったため，⌐6を抜歯して約3週間後に移植を行った．

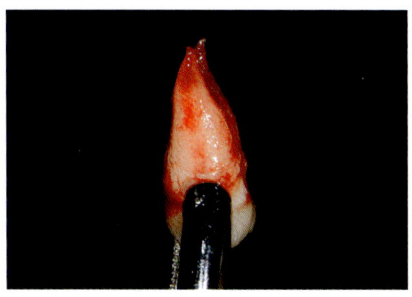

図4 ドナーの歯根形態は先細りの形態であり，理想的であった．

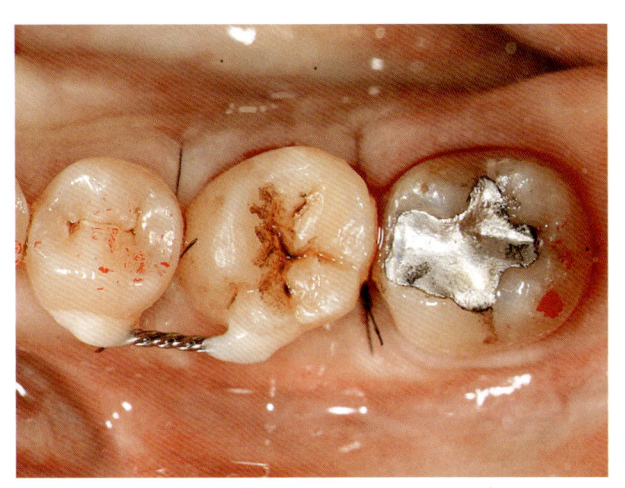

図5 移植直後の状態．ワイヤーとレジンで固定した．

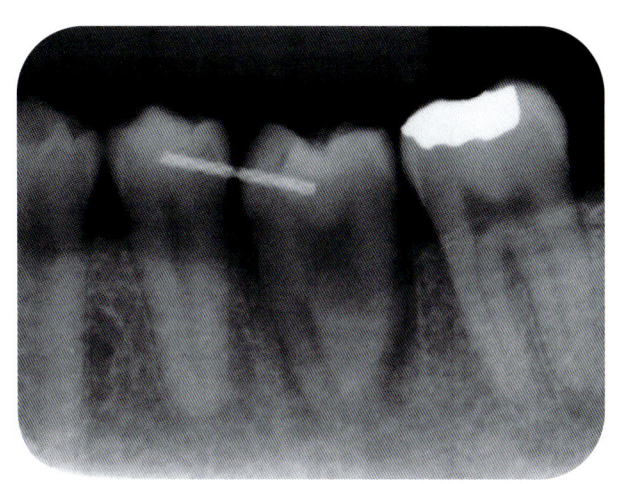

図6 移植直後のエックス線写真．適切な位置に移植されている．

図7a, b **a**：移植後6年．臨床症状は正常範囲内．**b**：同エックス線写真，歯根膜腔と歯槽硬線を確認することができ，正常な治癒が生じている．

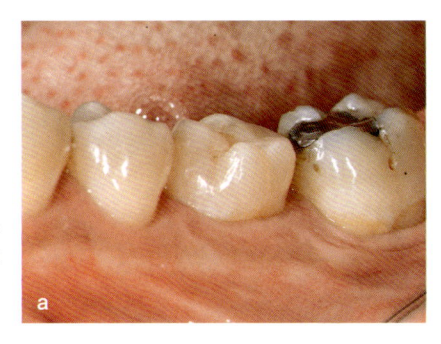

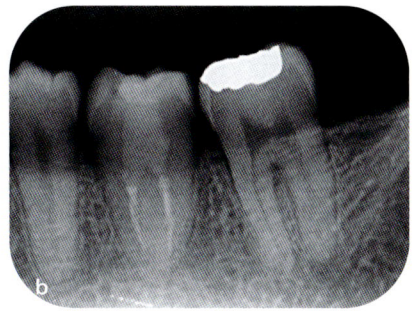

参考文献

1．Kontakiotis EG, Filippatos CG, Stefopoulos S, Tzanetakis GN. A prospective study of the incidence of asymptomatic pulp necrosis following crown preparation. Int Endod J. 2015 Jun；48（6）：512-7.

2．Ng YL, Mann V, Gulabivala K. A prospective study of the factors affecting outcomes of non-surgical root canal treatment：part 2：tooth survival. Int Endod J. 2011 Jul；44（7）：610-25.

3．AlSaleh E, Dutta A, Dummer PMH, Farnell DJJ, Vianna ME. Influence of remaining axial walls on of root filled teeth restored with a single crown and adhesively bonded fibre post：A systematic review and meta-analysis. J Dent. 2021 Nov；114：103813.

Q 移植歯の歯冠修復はコンポジットレジンですか？　クラウンですか？②

A 必ずしもクラウンにする必要はないが，根完成歯の臼歯部では根管治療後に咬頭被覆が適応であると考えている．

執筆：吉田健二

とくに移植歯が歯根完成大臼歯での根管治療後の修復では，歯冠辺縁隆線が全周に残っている場合には，アクセス窩洞を充填だけしたものと咬頭被覆したもので，破折抵抗性に有意差はないとされている[1]．そのため，同顎同側での移植で歯冠形態の変更が必要ない場合には，最小限に開拡した髄腔と咬合面をコンポジットレジン（CR）充填で済ませることに異存はない（**図1**）．必要であれば，隣接コンタクトもCRで付与可能である．

とはいえ，そういった状況は非常に限定的であり，歯冠形態の変更が必要となる状況のほうが大多数であろう．さらに，移植歯に適切で長期に維持できる咬合接触を付与することも目的として，オーバーレイ修復で咬頭被覆することが筆者の臨床では多い（**図2**）．大きな歯冠形態の変更が必要である場合には，軸面を形成しクラウン形態に近づくこととなる．

歯根完成大臼歯ではない移植歯の場合には，移植歯の歯種および受ける咬合力，歯冠形態の変更が必要な度合い，根管治療の有無を考慮し，患者と相談のうえで修復材料と方法を選択している（**図3**）．

症例1

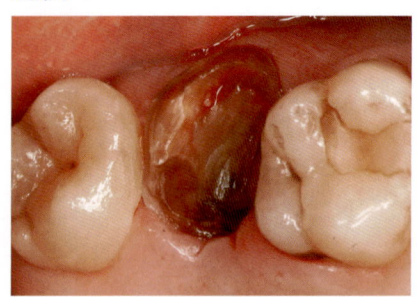 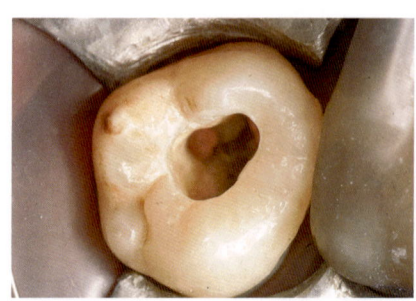 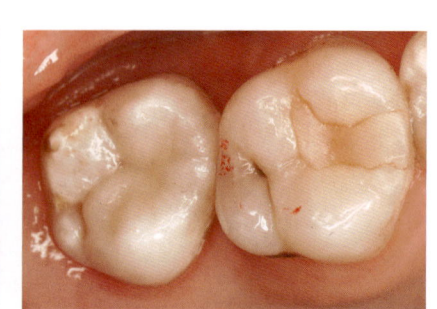

図1a 27歳，男性．修復物が脱離していた 7| はう蝕が大きく，保存不可と診断したため，8| を移植することとなった．

図1b 移植後，根管治療を行う際に最小限の髄腔開拡で根管治療を終了し，ラバーダム防湿下で最終修復としてCR充填を行った．

図1c 修復終了時の口腔内写真．同顎同側での移植のため，歯冠形態は非常に調和した状態である．

症例 2

図2a, b a：40歳，女性．歯根破折していた6┘に，歯根形態を考慮し┌8を移植することとなった．修復時の歯質削除量が少なくなるように歯冠の頬舌的な豊隆の調和を重視し，近遠心が逆となる位置で植立する計画とした．b：移植手術直後のエックス線写真．抜歯同時移植で，移植歯のほうが歯冠が小さかったため，歯肉縁部での封鎖を確実にするために深めの位置に植立した．

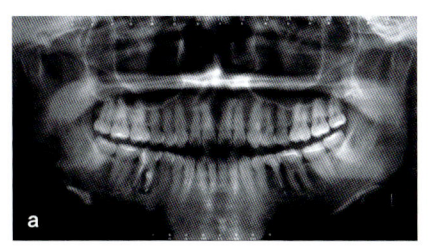

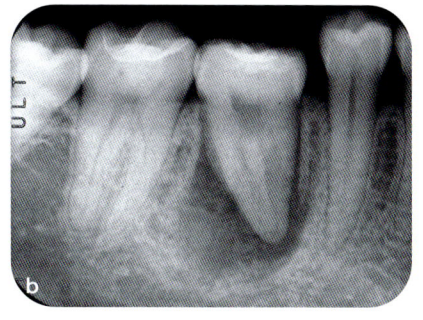

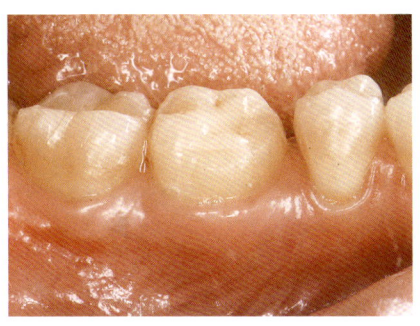

図2c 移植後4か月の口腔内写真．矯正的挺出後，根管充填とレジンコアによる支台築造が終了した状態．患者と相談のうえ，安定した咬合接触を維持できるセラミックオーバーレイで修復することとした．

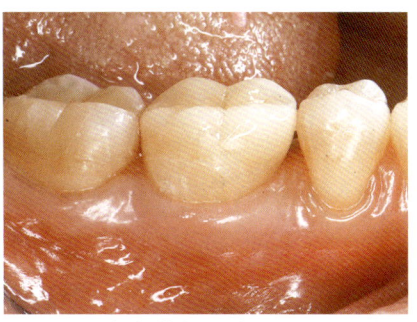

図2d 最終修復終了時の口腔内写真．移植歯頬側面の歯肉からの豊隆が周囲と調和しているため，歯質の削除量は最小限でMODのセラミックオーバーレイを装着することができた．

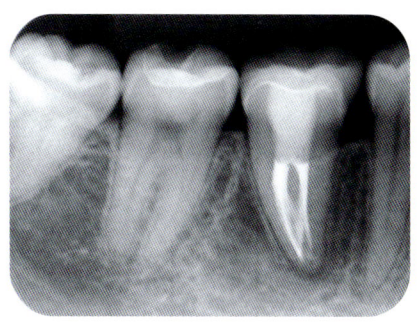

図2e 同エックス線写真．近心では，適切な歯肉からの歯冠豊隆を付与するために歯肉縁下まで表面的には大きな範囲で形成しているが，削除量はエナメル質の範囲で最小限となっていることがわかる．

症例 3

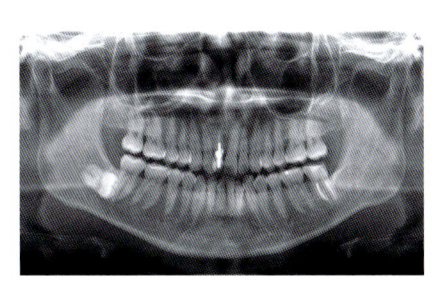

図3a 38歳，男性．矯正歯科治療を予定しており，保存不可である1┘に便宜抜歯となる┌4を移植することとなった．

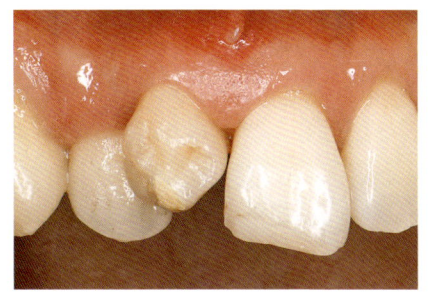

図3b 移植手術後1か月．動揺が早期に落ち着いたため，根管充填が終了した状態．歯冠修復では形態の修正が大きく必要となるが，前歯部なので強度的に直接法CR修復でも十分であると判断した．

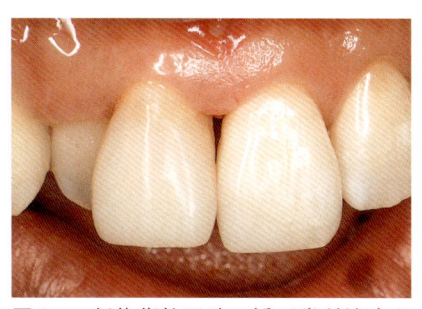

図3c 仮修復終了時．矯正歯科治療を控えているため，単色のCRで歯冠形態を回復した．歯根軸に準じて唇側傾斜させた歯冠形態としている．矯正歯科治療終了後の最終修復はこのままでも可能であるが，患者の希望しだいである．

参考文献

1．Assif D, Nissan J, Gafni Y, Gordon M. Assessment of the resistance to fracture of endodontically treated molars restored with amalgam. J Prosthet Dent. 2003 May；89(5)：462-5.

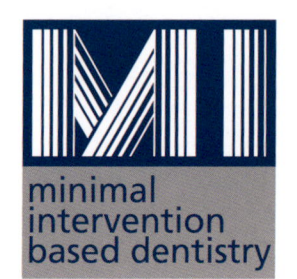
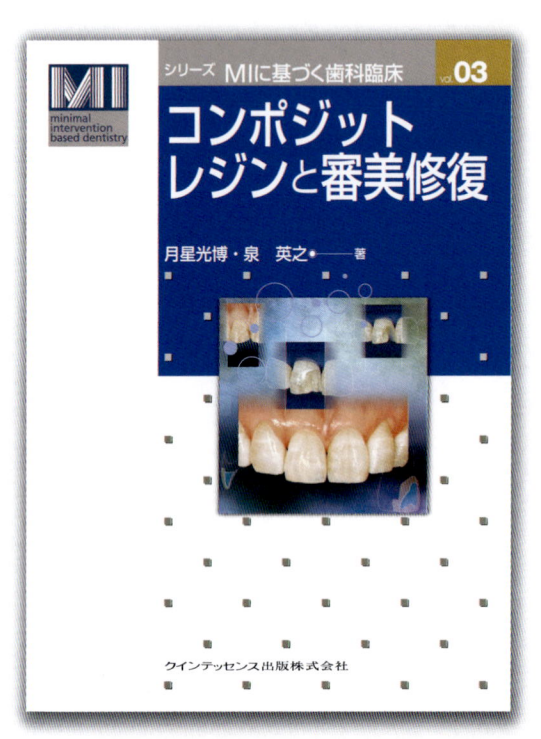
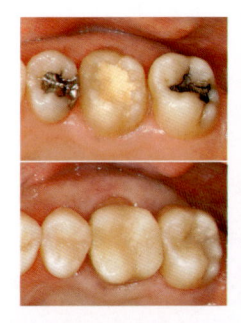 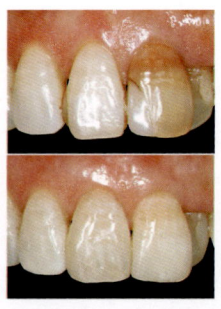 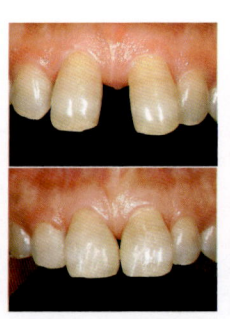 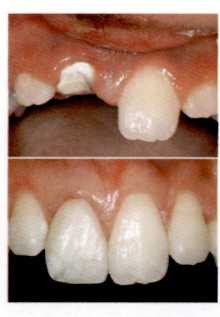 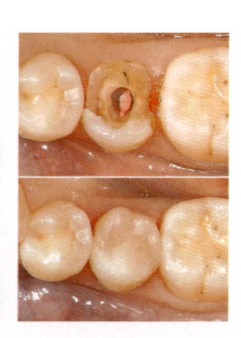

術後管理

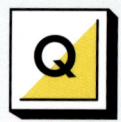 移植の成功と失敗の基準は何ですか？

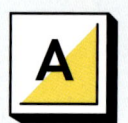 自家歯牙移植の成功は「生存率」と「成功率」で評価される．生存率は移植後の歯の残存を示し，成功率は歯髄と歯根膜の治癒を基準とし，アンキローシスは失敗とされる．

執筆：泉　英之

　自家歯牙移植の成功基準は，主に「歯の生存率」と「成功率」の2つの側面から評価されることが多い．

　生存率は，移植後に歯が口腔内に残っているかどうかを示す指標であり，抜歯が必要になった場合，移植は失敗と見なされる．多くの研究によれば，自家歯牙移植の生存率は非常に高く，10年で96％を超える報告がある[2,3]．ただし，これらは生存率であり，置換性吸収（アンキローシス）が生じていても生存に分類されることに注意しなければならない．

　一方，成功率は，歯髄および歯根膜の治癒が正常であることをもっとも理想的な成功とし，歯根完成歯の場合は歯髄の治癒が期待できないため，歯根膜の治癒を成功と見なす（図1）．このため，アンキローシスが生じた場合は失敗と判断される．

　アンキローシスを失敗とする理由は，①時間の経過とともに歯根吸収が進行し最終的に歯の喪失につながるため，②歯根膜が失われることから歯が移動しないため，③矯正歯科治療に応答しないため，である（図2，3）．

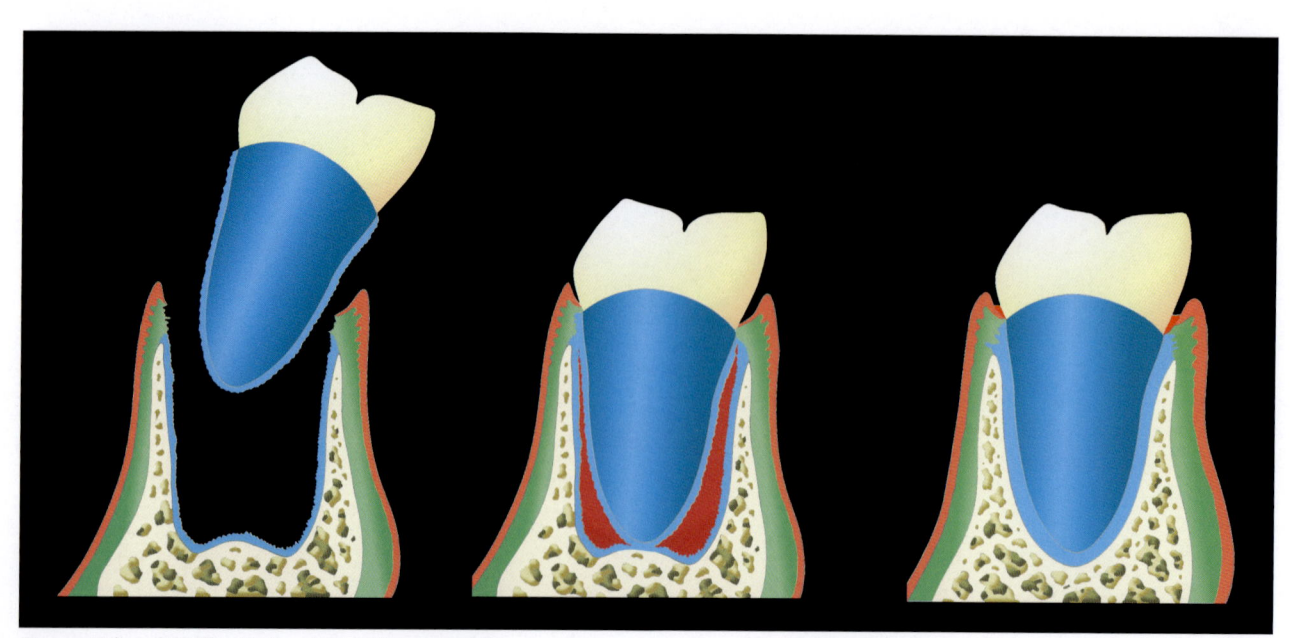

図1　正常な歯根膜の治癒．参考文献1より引用．

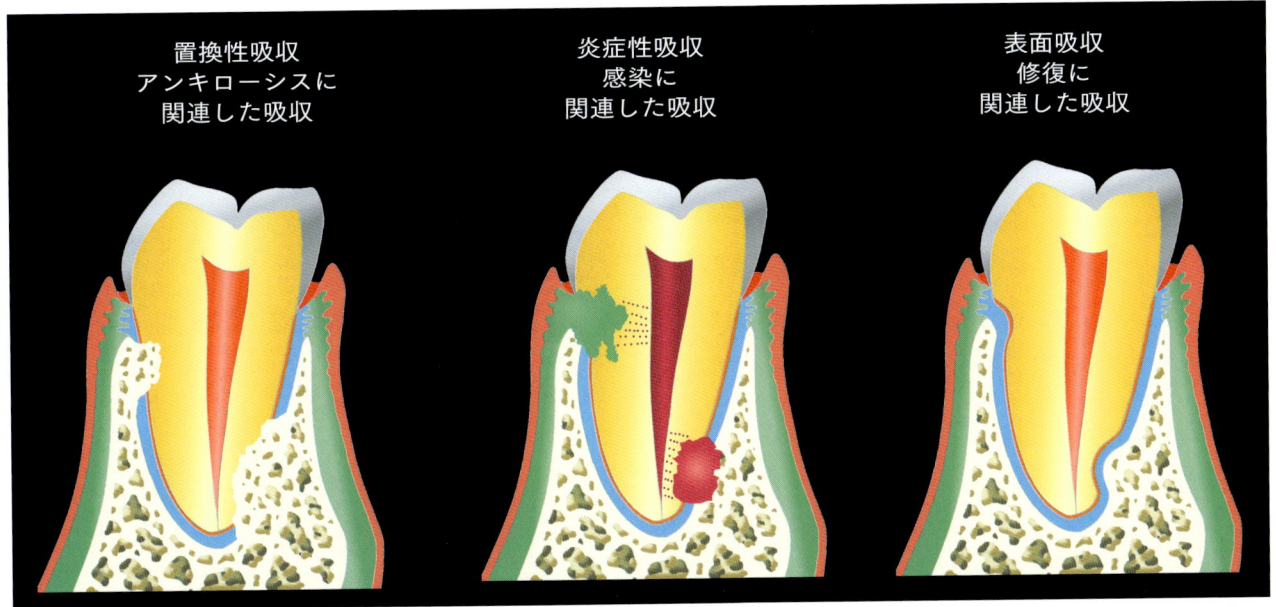

置換性吸収
アンキローシスに
関連した吸収

炎症性吸収
感染に
関連した吸収

表面吸収
修復に
関連した吸収

図2 歯根吸収の種類．アンキローシスは進行を止めることができないため，失敗に分類される．参考文献1より引用・改変．

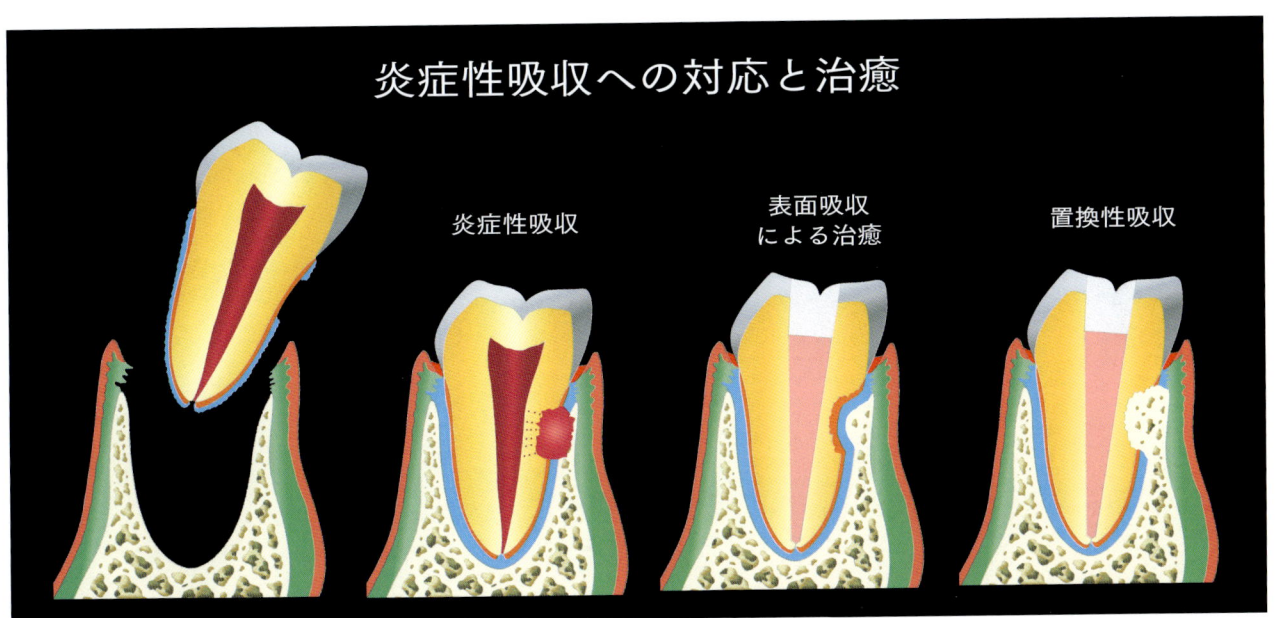

炎症性吸収への対応と治癒

炎症性吸収

表面吸収
による治癒

置換性吸収

図3 炎症性吸収が生じた場合は根管治療により，表面吸収へ移行する場合と，置換性吸収へ移行する場合がある．表面吸収による治癒が生じた場合は成功，置換性吸収が生じた場合は失敗となる．参考文献1より引用・改変．

参考文献

1．月星光博．シリーズ MIに基づく歯科臨床vol.04 自家歯牙移植 増補新版．東京：クインテッセンス出版，2014．

2．Chung WC, Tu YK, Lin YH, Lu HK. Outcomes of autotransplanted teeth with complete root formation：a systematic review and meta-analysis. J Clin Periodontol. 2014 Apr；41（4）：412-23.

3．Sicilia-Pasos J, Kewalramani N, Peña-Cardelles JF, Salgado-Peralvo AO, Madrigal-Martínez-Pereda C, López-Carpintero Á. Autotransplantation of teeth with incomplete root formation：systematic review and meta-analysis. Clin Oral Investig. 2022 May；26（5）：3795-805.

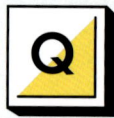

Q アンキローシスは失敗ですか？ また，何が問題ですか？

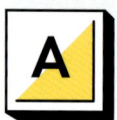

A アンキローシス（置換性吸収）は，自家歯牙移植のトラブルの1つである．置換性吸収が生じると，歯根吸収が進み，若年者では早期での脱落の原因になる．

執筆：斎田寛之

　アンキローシス（置換性吸収）は，破骨細胞と骨芽細胞が調和して引き起こす骨改造現象で，歯根吸収と骨形成が同時に起こるため，エックス線写真では不透過像を示す．ドナー歯抜歯時の歯根膜の損傷や長過ぎる固定により，移植後2か月〜1年で発現するといわれている．

　若年者の自家歯牙移植で生じたアンキローシスの場合では置換性吸収のスピードが早く，5〜10年で抜歯が必要になったり，前歯などではcraniofacial growth（顎顔面成長）により他の歯から取り残されるインフラポジション（天然歯と比較して圧下して見える合併症）が生じてしまう．ただし置換性吸収のスピードは，破骨細胞の不活性化により加齢とともに遅くなるため，50代以降に自家歯牙移植を行った症例などではアンキローシスが生じても歯の喪失につながることなく，長期に口腔内で機能することもある．そのような症例においては，臨床的には必ずしも失敗とはいえないと筆者は考える（**図1〜5**）．

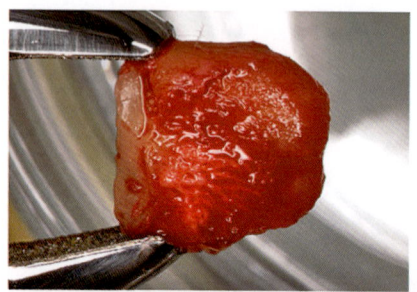

図1a
図1b 図1c

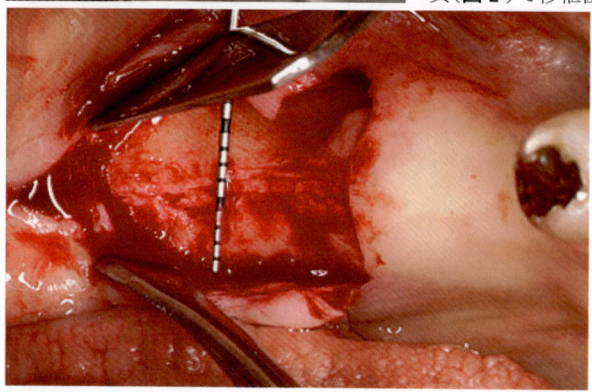
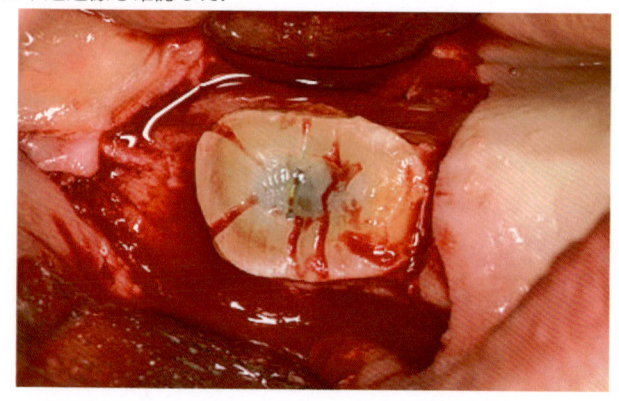

図1a〜c 患者は50代，女性．下顎右側の遊離端欠損に対して，埋伏していた⊼8を下顎右側に自家歯牙移植し，咬合支持の確立を目指した．骨幅は十分であり，歯根膜をできるだけ温存するために少し深めに埋入した．術後のデンタルエックス線写真（**図2**）で移植歯前方に不透過像を確認した．

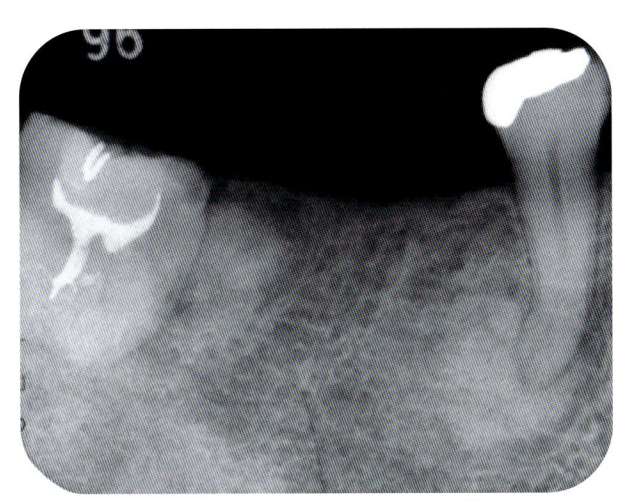

図2 自家歯牙移植直後のデンタルエックス線写真.

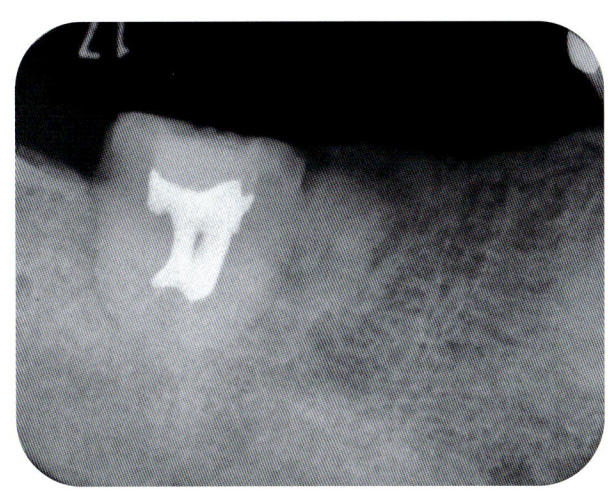

図3 自家歯牙移植4か月後のデンタルエックス線写真. 近心の不透過像により移植歯は近心部の一部でアンキローシスしたように見えるが, 動揺度はなく, 打診では金属音がした.

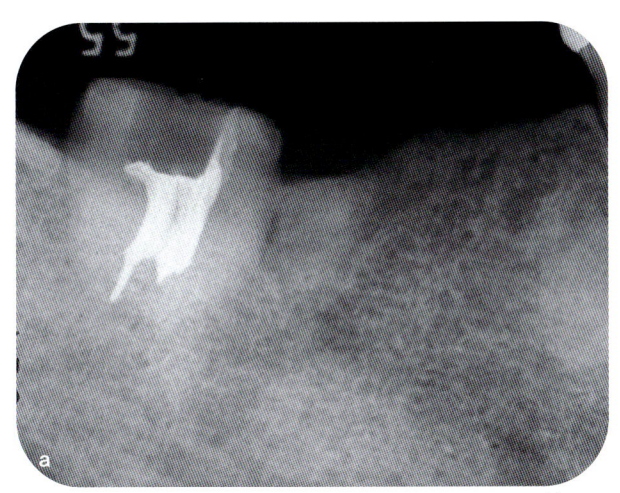

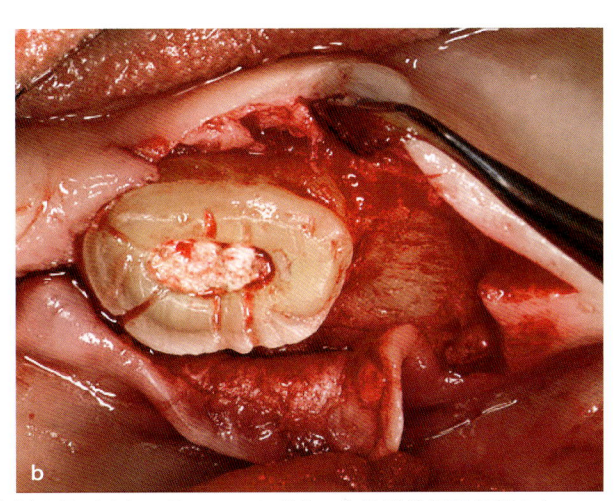

図4a,b 自家歯牙移植5か月後のデンタルエックス線および口腔内写真. 近心の骨レベルが高位で生物学的幅径が侵されていたため, 歯冠長延長術を行った. その後, ⑦654④ブリッジで補綴した.

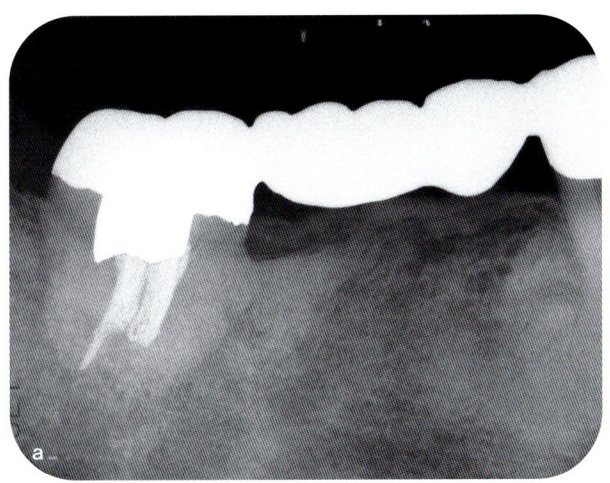

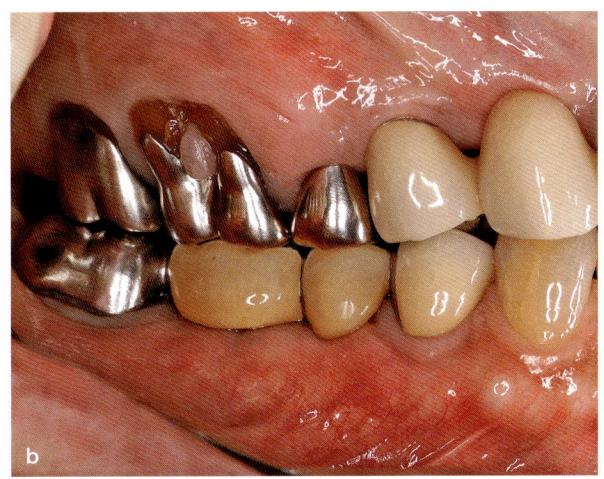

図5a,b 自家歯牙移植17年4か月後のデンタルエックス線および口腔内写真. ⑦近心にはアンキローシスと思われる像がいまだに見られる(**図5a**)が外部吸収は進行しておらず, 臨床的には問題は起きていない. 加齢により破骨細胞の活性が落ちていることが原因だと思われるが, その結果, アンキローシスは年齢によっては必ずしも失敗とはいえないと考えている.

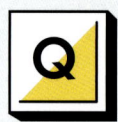 **アンキローシスのメカニズム，予防，治療について**

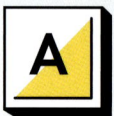 **アンキローシスの予防のためには歯根膜に損傷を与えない手技が求められる．また，アンキローシスの治療方法は存在しない．**

執筆：泉　英之

アンキローシスとは歯の脱臼後に歯根膜細胞が損傷を受けることで，歯槽骨が歯根面に直接接触し，骨の代謝にともない歯が骨に置き換わる現象である[1]（図1）．これは，歯根膜が正常に機能しなくなることで発生する．アンキローシスは，最終的には歯の喪失につながる可能性が高い．

アンキローシスを予防するための最善策は，ドナー歯の抜歯時に歯根膜の損傷を最小限にすること，抜歯したドナー歯を可能な限り早く移植することである[2]．すぐに移植できない場合，適切な保存液に保管し，歯根膜細胞を保護する．

アンキローシスは進行性の現象であり，歯根が骨に置き換わっていくことを，逆転させることも止めることもできない．意図的再植を行うことでアンキローシスが生じた歯根面を骨から離す方法も報告されているが，一般的には再度アンキローシスが生じると考えられており，現在のところ確立された治療法は存在しない[3]．

アンキローシスの予後は，若年者においてはその進行度が速く，高齢の患者では進行が遅い[1]．

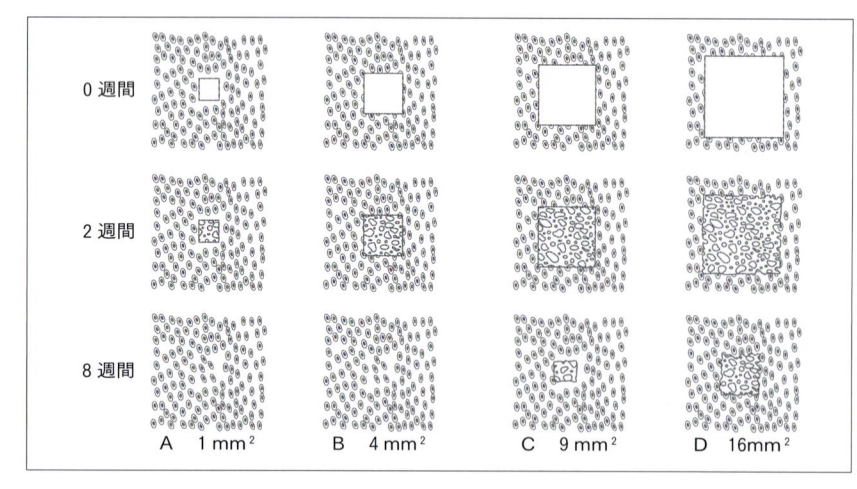

図1　1×1mm，2×2mmの範囲で歯根膜の欠損が起きた場合，周囲の歯根膜により歯根膜の修復が生じるが，3×3mm，4×4mmの範囲で歯根膜の欠損が生じた場合，アンキローシスが生じる．参考文献2より引用・改変．

参考文献

1．月星光博．シリーズ MIに基づく歯科臨床vol.04 自家歯牙移植 増補新版．東京：クインテッセンス出版，2014．

2．Andreasen JO, Kristerson L. The effect of limited drying or removal of the periodontal ligament. Periodontal healing after replantation of mature permanent incisors in monkeys. Acta Odontol Scand. 1981；39（1）：1-13.

3．Schjøtt M, Andreasen JO. Emdogain does not prevent progressive root resorption after replantation of avulsed teeth：a clinical study. Dent Traumatol. 2005 Feb；21（1）：46-50.

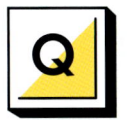

Q 自家歯牙移植の長期成功率はどのくらいですか？

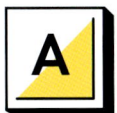

A さまざまな報告があるが，10年以上の長期的な生存率は60〜90％程度といえる.

執筆：福場駿介

　これまでにさまざまな報告が存在し，対象歯(歯種，歯根完成歯もしくは歯根未完成歯)，観察期間などによってばらつきがあるものの，複数のメタ分析をレビューした論文では，成功率が89.4％，生存率が96.1％，アンキローシスが4.6％，歯根吸収が7.4％と報告されている[1〜7].

　10年前後の長期的な観察期間のある論文に限定してみると，**表1**のようになる．歯種や対象歯数，ドナー歯などもばらつきがあるため，一概に結論を出すことは難しい.

　これらの文献のなかで，37名の経験もさまざまな日本人歯科医師が行った報告が，比較的，日本の日常臨床での自家歯牙移植について反映しているといえるかもしれない．このなかで，女性，非喫煙者，単根，咬合支持が残っている，単冠，50歳以下という条件を付与した場合に，97名の患者に対して，5年予後が97.6％，10年予後が88.3％という結果は治療方針の決定の際にも参考になるといえるだろう.

参考文献

1. Cremona M, Bister D, Sherriff M, Abela S. Prognostic factors, outcomes, and complications for dental autotransplantation：an umbrella review. Eur J Orthod. 2024 Jan 1；46(1)：cjad067.

2. Czochrowska EM, Stenvik A, Bjercke B, Zachrisson BU. Outcome of tooth transplantation：survival and success rates 17-41 years post-treatment. Am J Orthod Dentofacial Orthop. 2002 Feb；121(2)：110-9；quiz 193.

3. Gonnissen H, Politis C, Schepers S, Lambrichts I, Vrielinck L, Sun Y, Schuermans J. Long-term success and survival rates of autogenously transplanted canines. Oral Surg Oral Med Oral Pathol Oral Radiol Endod. 2010 Nov；110(5)：570-8.

4. Watanabe Y, Mohri T, Takeyama M, Yamaki M, Okiji T, Saito C, Saito I. Long-term observation of autotransplanted teeth with complete root formation in orthodontic patients. Am J Orthod Dentofacial Orthop. 2010 Dec；138(6)：720-6.

5. Mendoza-Mendoza A, Solano-Reina E, Iglesias-Linares A, Garcia-Godoy F, Abalos C. Retrospective long-term evaluation of autotransplantation of premolars to the central incisor region. Int Endod J. 2012 Jan；45(1)：88-97.

6. Yoshino K, Kariya N, Namura D, Noji I, Mitsuhashi K, Kimura H, Fukuda A, Kikukawa I, Hayashi T, Yamazaki N, Kimura M, Tsukiyama K, Yamamoto K, Fukuyama A, Hidaka D, Shinoda J, Mibu H, Shimakura Y, Saito A, Ikumi S, Umehara K, Kamei F, Fukuda H, Toake T, Takahashi Y, Miyata Y, Shioji S, Toyoda M, Hattori N, Nishihara H, Matsushima R, Nishibori M, Hokkedo O, Nojima M, Kimura T, Fujiseki M, Okudaira S, Tanabe K, Nakano M, Ito K, Kuroda M, Matsukubo T. A retrospective survey of autotransplantation of teeth in dental clinics. J Oral Rehabil. 2012 Jan；39(1)：37-43.

7. Jang Y, Choi YJ, Lee SJ, Roh BD, Park SH, Kim E. Prognostic Factors for Clinical Outcomes in Autotransplantation of Teeth with Complete Root Formation：Survival Analysis for up to 12 Years. J Endod. 2016 Feb；42(2)：198-205.

表1 自家歯牙移植の長期予後に関する文献．参考文献 2 〜 7 より引用・改変．

著者	研究デザイン	対象歯数	患者年齢	ドナー歯	歯根形成	観察期間	生存率	合併症
Czochrowska EM et al. 2002	後ろ向き	33本	8 〜15歳	上顎側切歯 2 歯 上顎小臼歯10歯 下顎小臼歯16歯	歯根未完成歯	17〜41年 平均26.4年	91%	置換性吸収： 6.7%
Gonnissen H et al. 2010	後ろ向き	73本	11〜46歳	上顎埋伏犬歯67歯 下顎埋伏犬歯 3 歯 下顎臼歯 2 歯	1/2，3/4， 3/4以上， 歯根完成	6 〜14年 平均11年	75.3%	外部吸収： 34.6% 内部吸収： 3.6%
Watanabe et al. 2010	後ろ向き	38本	10〜43歳	上下前歯，小臼歯，大臼歯	歯根完成歯	6.1〜14.5年 平均9.2年	86.8%	置換性吸収： 18.2% 炎症性吸収： 3 %
Mendoza-Mendoza A et al. 2012	後ろ向き	12本	9 〜13歳	上下小臼歯	1/2，3/4， 歯根完成	10〜14年	83.3%	表面性吸収： 10%
Yoshino et al. 2012	後ろ向き	614本	17〜79歳 平均44.1歳	大半が第三大臼歯	大半が 歯根完成歯 （599/614）	10〜14年： 74歯 15〜20年： 24歯	90.1%： 5 年 70.5%： 10年 55.6%： 15年	表面性吸収： 10.9% 置換性吸収： 4.7%
Jang Y et al. 2016	後ろ向き	105本	不明	不明	歯根完成歯	不明	88.1%： 3 年 68.2%： 12年	表面性吸収： 17.1% 置換性吸収： 27.8%

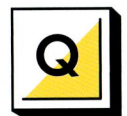

Q 移植の成功率は非常に高いと考えてよいですか？

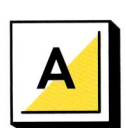

A 一般的には高い成功率が報告されているが，アンキローシスの割合が100％という報告もある．術者の知識と技術に大きく影響されると考えられる．

執筆：泉　英之

自家歯牙移植は，適切な症例選択と術式が実施されることで，長期的に良好な予後が期待できる治療法である．

しかし，Chungらのレビューに含まれる報告では，5年生存率が30.4％から96.9％と幅が大きく，研究によって結果に大きなばらつきが見られる[1]（**図1**）．

この原因としては，研究デザインの違いや適応症の選択，術式の多様性が考えられる．加えて，術者の知識や技術も結果に大きく影響を及ぼす要因とされ，これらを総合的に考慮することが重要である．自家歯牙移植を成功に導くには，術者の知識と技術の向上が求められる．

対象となった研究における生存率，感染に関係する歯根吸収の割合，アンキローシスの割合

平均追跡期間	著者（年）	生存率	1年生存率（％）	炎症性吸収の割合（％）	アンキローシスの割合（％）
≧5年	Patal et al.（2011）	82.5	100	15.9	0.0
	Yan et al.（2010）	78.9	N/A	10.5	0.0
	Watanabe et al.（2010）	92.5	100	1.5	9.0
	Arikan et al.（2008）	96.9	100	6.3	0.0
	Wang et al.（2007）	83.1	100	0.0	0.0
	Forssell & Oksala（1986）	30.4	N/A	26.1	56.5
	Schwartz et al.（1985）	N/A	N/A	55.1	N/A
	Kristerson 1985	81.3	N/A	25.0	37.5
	Ahlberg et al.（1983）	87.9	100	75.8	100.0
≧4年	Mejàre et al.（2004）	85.1	97.9	8.5	2.1
	Schatz & Joho（1993）	100	100	0.0	20.0
	Sange & Thilander（1990）	96.4	98.2	5.4	0.0
	Eliasson et al.（1988）	88.9	N/A	27.8	5.6
≧3年	Sugai et al.（2010）	83.8	96	0.0	4.3
	Gault & Warocquioer-Clerout（2002）	95.7	97.8	0.0	0.0
	Azaz et al.（1978）	94.6	97.3	24.3	32.4
	Hovinga（1969）	50.0	N/A	N/A	100.0
	Moss（1968）	94.4	100	41.7	5.6
≧2年	Isa-Kara et al.（2011）	91.2	97.1	5.9	5.9
	Nethander（1998）	89.3	N/A	20.0	5.3
	Kristerson et al.（1991）	88.9	88.9	5.6	5.6
	Thomsson et al.（1984）	100	N/A	12.5	25.0
	Masif & Youseff（1977）	100	100	8.3	0.0
	Reade et al.（1973）	100	100	30.0	16.0
≧1年	Niimi et al.（2011）	88.9	88.9	4.3	18.8
	Kugelberg et al.（1994）	100	N/A	13.6	4.5

図1 報告された生存率は30.4～100％であった．1年生存率は88.9～100％で，感染による歯根吸収率は0.0～75.8％，さらに，アンキローシスの割合は0.0～100％であった．アンキローシスを失敗とするなら，成功率0％の報告があることに注目すべきである．

参考文献
1．Wen-Chen Chung, Yu-Kang Tu, Yi-Hung Lin, Hsein-Kun Lu. Outcomes of autotransplanted teeth with complete root formation：a systematic review and meta-analysis. J Clin Periodontol. 2014 Apr；41（4）：412-23.

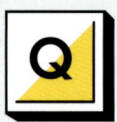

Q 成功症例だけでなく失敗症例も知りたい

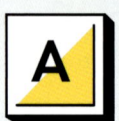

A 自家歯牙移植の失敗には，炎症性吸収，置換性吸収（アンキローシス），付着の部分的非獲得が挙げられる．一度生じてしまうと対応が困難なものが多く，それらのリスクを術前に患者とよく共有しておく必要がある．

執筆：福場駿介

以下に，残念ながら，期待した結果が得られなかった2症例を提示する．

症例1　術後に炎症性吸収が生じた症例（48歳，男性，喫煙者，顎堤への移植）

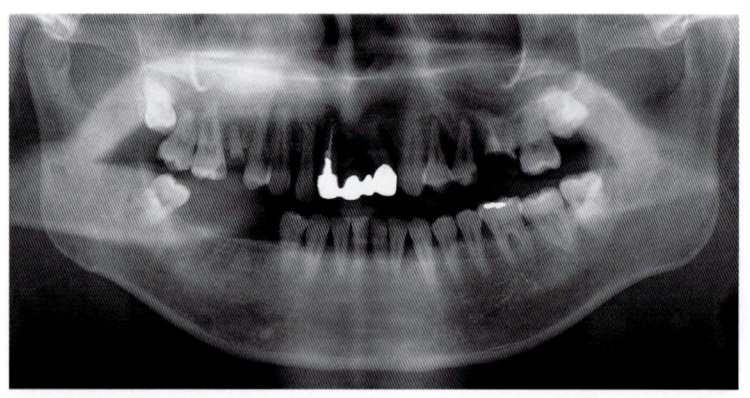

図1a　初診時のパノラマエックス線写真．全顎的に歯周炎による骨吸収，残根，欠損を認めた．歯周治療後に，非機能歯であった 8 を 6 相当部への自家歯牙移植を計画した．

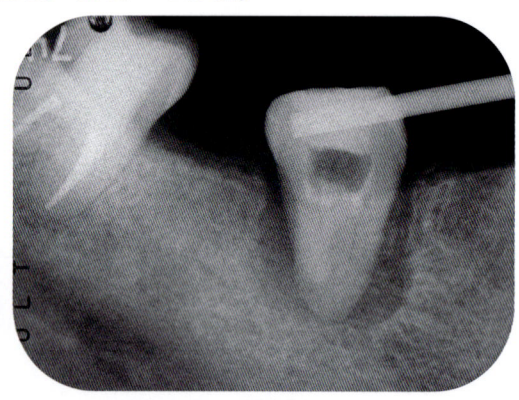

図1b　2020年7月，移植直後．

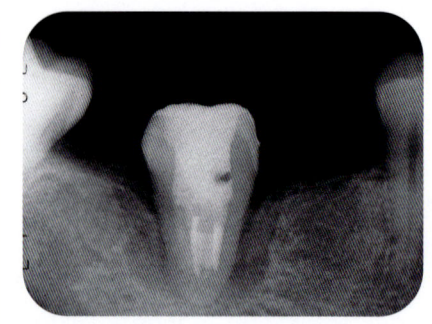

図1c　2020年11月，根管充填時．歯根周囲の不透過性は亢進してきている．

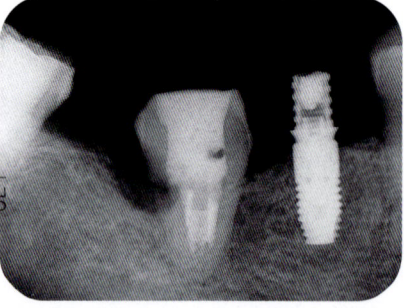

図1d　2022年11月，移植後2年で遠心部分に外部吸収が生じてきてしまった．

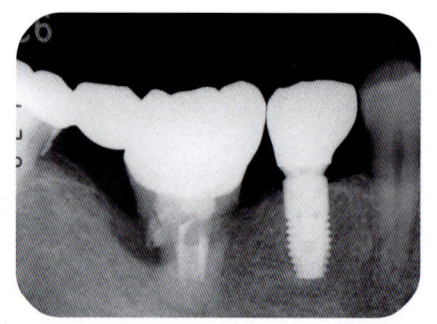

図1e　2024年12月．遠心に外部吸収が生じ，可及的にデブライドメント，修復処置を行ったが，その後も近遠心ともに外部吸収とそれにともなう骨吸収が進行している．患者の希望により温存しているが，近い将来には抜歯となるであろう．

症例2 術後に置換性吸収（アンキローシス）が生じた症例（45歳，女性，非喫煙者）

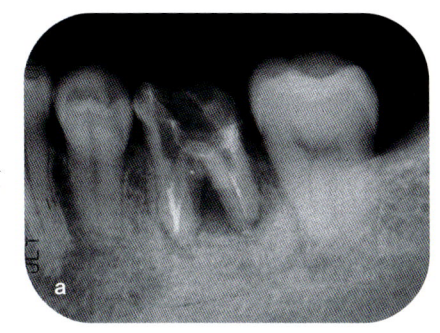
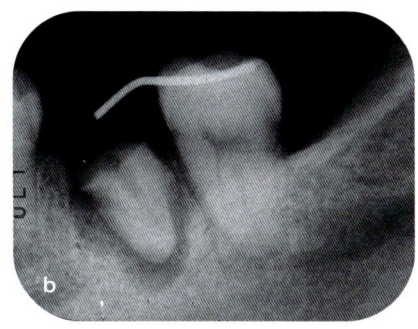

図2a,b　a：2018年3月初診時．6┃は髄床底まで及ぶう蝕と穿孔を認め，保存不可と判断した．非機能歯である┃8を自家歯牙移植することとした．炎症が強かったため，抜歯後2週で行った．ドナー歯に対して抜歯窩が大きかったため，深めに移植後，矯正的挺出を計画した．b：2018年6月．移植直後の状態．

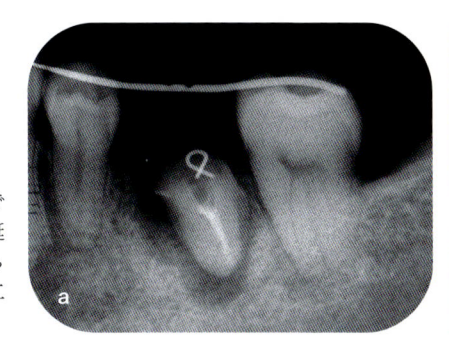
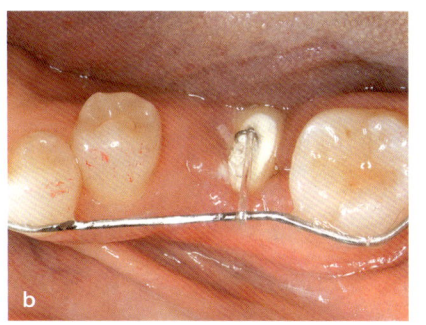

図3a,b　2018年8月．移植後4週で根管治療を開始し，2か月から矯正的挺出を行うも，まったく歯の移動が認められなかった．その後，矯正力や装置に工夫を凝らすも動かずに断念した．

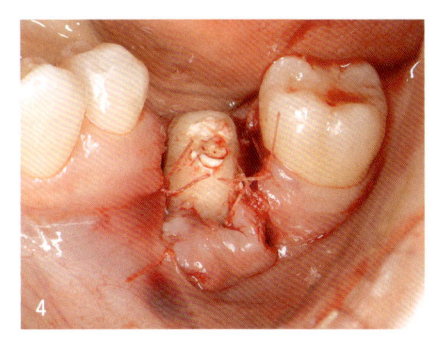
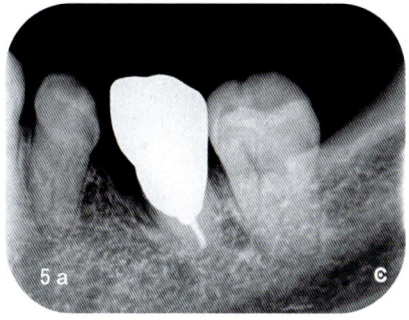

図4　2019年3月．フェルールの確保のため歯肉弁根尖側移動術を行った．なるべく隣在歯の付着を喪失しないように留意した．

図5a　2024年6月（移植後約6年）のデンタルエックス線写真．近心に骨吸収を認めるものの，深いPPDや歯肉の炎症は認めない．

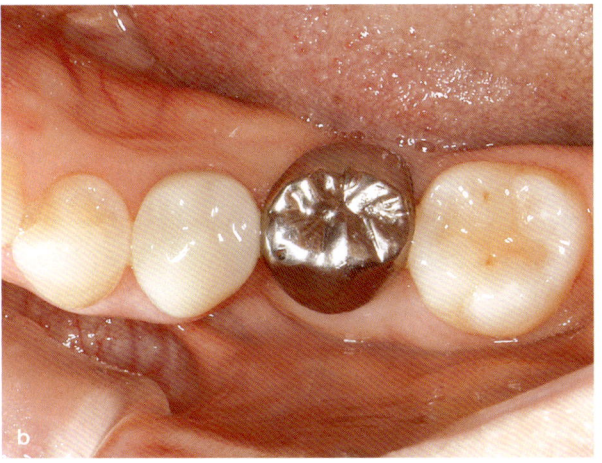
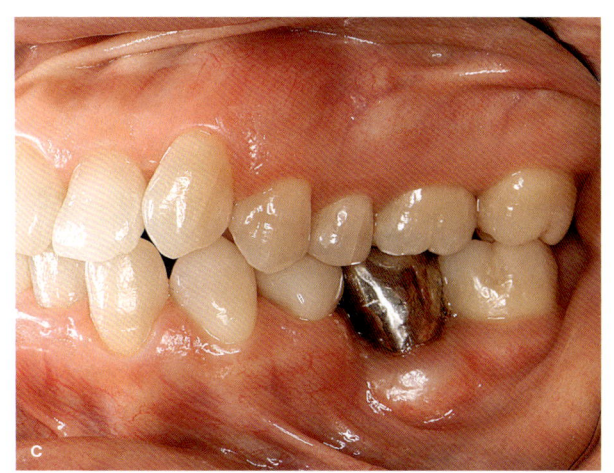

図5b,c　2024年6月の口腔内写真．移植歯が安定したことを確認した後，5┃に部分矯正と6┃に補綴治療を行った．

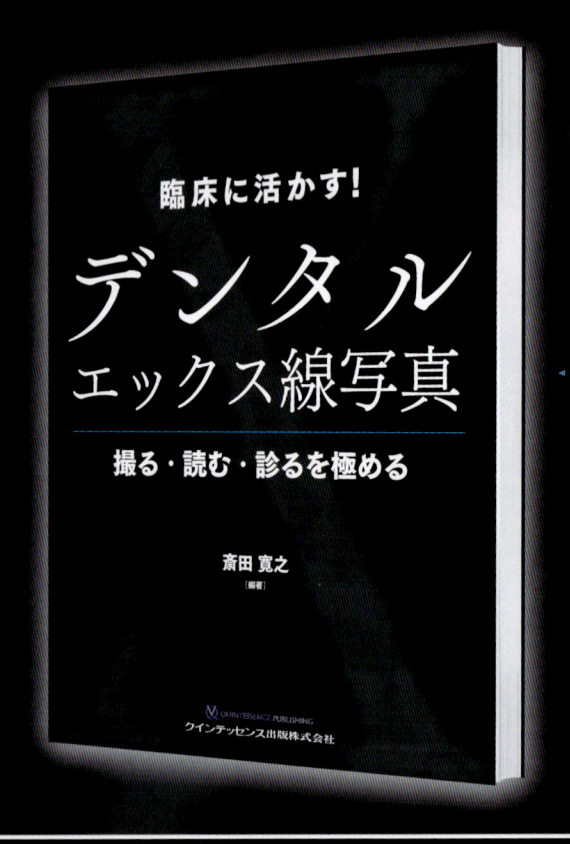
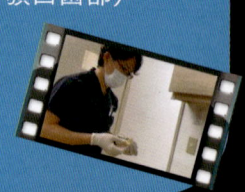

意図的再植，外科的挺出

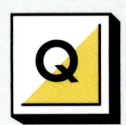

Q 意図的再植を行った結果，後に歯根破折や歯根吸収を起こすことがあります．再植を成功に導くためには，どういったことに気をつけるとよいでしょうか？

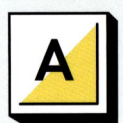

A 意図的再植に向いている症例かを十分に検討する．根尖の処置とともに，その前後の抜歯・再挿入をていねいに行おう．

執筆：平井友成

難治性根尖性歯周炎で，歯根尖切除術が適応できない，もしくはその予後が悪いケースにおいて意図的再植が行われる．その際，抜歯時に歯根膜への損傷がない歯根形態の歯を選ぶ必要がある（**図1，2**）．

意図的再植を行う歯は失活歯であるため，そもそも残存歯質が少ないケースでは，抜歯時や術後に歯根破折を起こす可能性がある．うまく抜歯ができなかった際の対応について，患者には術前に説明を行う必要がある．また，抜歯が困難と予想される場合には，事前に矯正的挺出を行うことも有益である．口腔外での逆根管充填の作業中に歯根を強く握ると歯根膜が損傷するため，力を入れすぎないように配慮する．

移植・再植は術後に歯根吸収を起こすおそれもある．これを避けるためには，歯根膜の損傷を防ぐため，抜歯時に注意を払うのはもちろんのこと，抜歯窩に戻す際，強く押し込まないよう挿入することが大切である．これにより歯根膜の損傷や圧迫を防ぎ，術後の歯根吸収を予防することができる．

また，抜歯時に歯槽骨の引っかかりがあるようならば，患歯を抜歯窩に戻す前に，歯槽骨を一層削合すると歯根膜のダメージを減らすことができる（**図3～5**）．そして，術後の歯根破折予防のため，咬合の付与には細心の注意を払う必要がある．

症例1

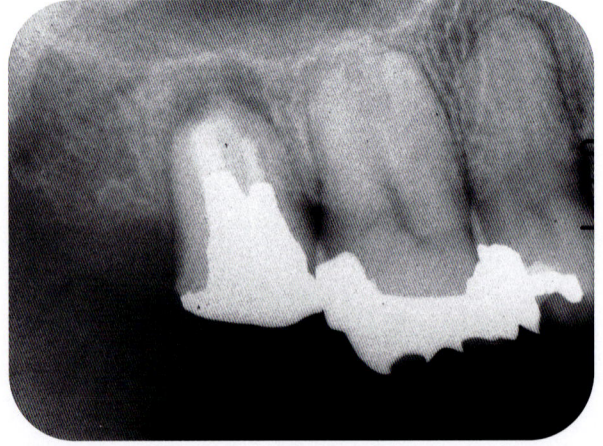

図1 このような円錐形の単根歯が再植には向いている．

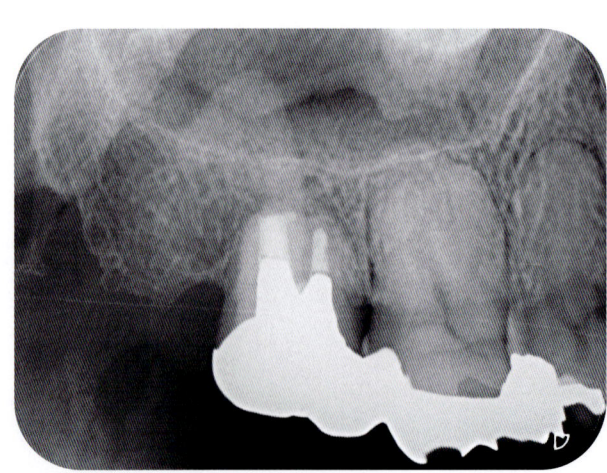

図2 術後6年．安定した状態である．

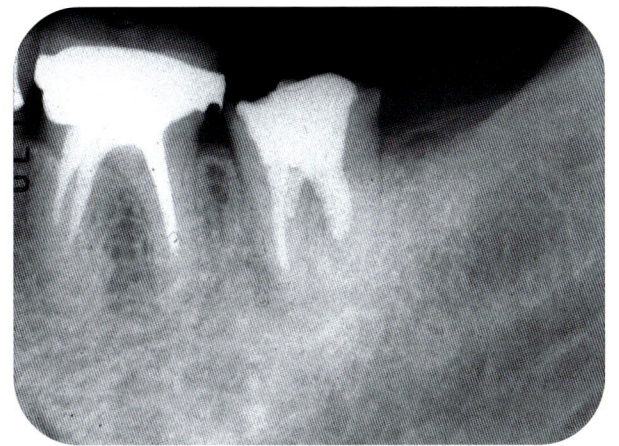

図3　根管充填するも根尖まで到達せず，症状も消失しなかったため，意図的再植を計画した．

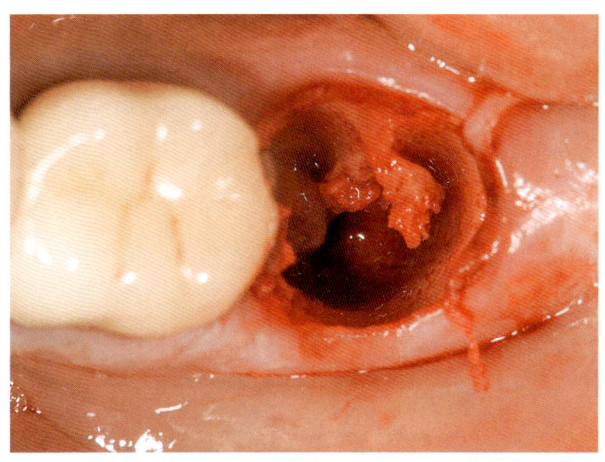

図4　意図的再植のために抜歯したところ．歯槽骨が突出しており，抜歯がやや困難であった．

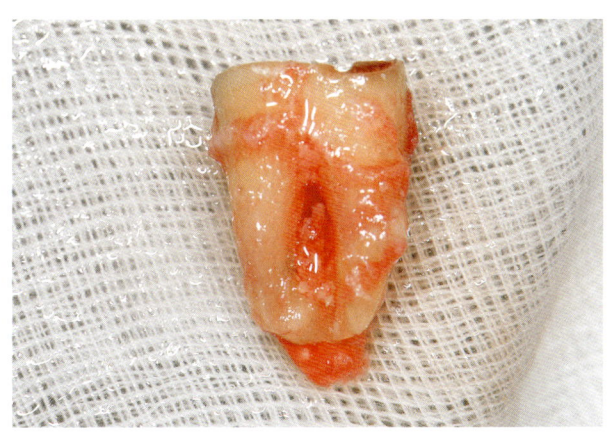

図5　再植のために抜歯された歯根の状態．樋状根であり，歯槽骨が引っかかっていた．

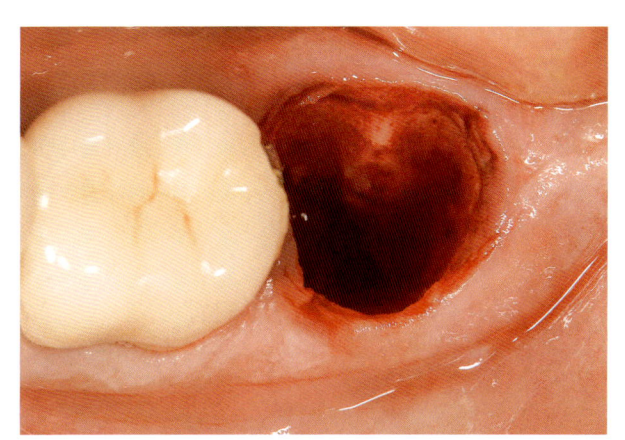

図6　再植を行う前に，突出している歯槽骨は削合した．

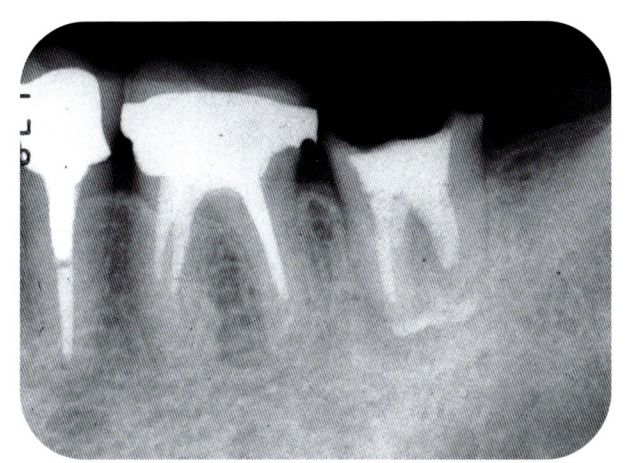

図7　意図的再植直後．根尖部はスーパーボンドで封鎖した．

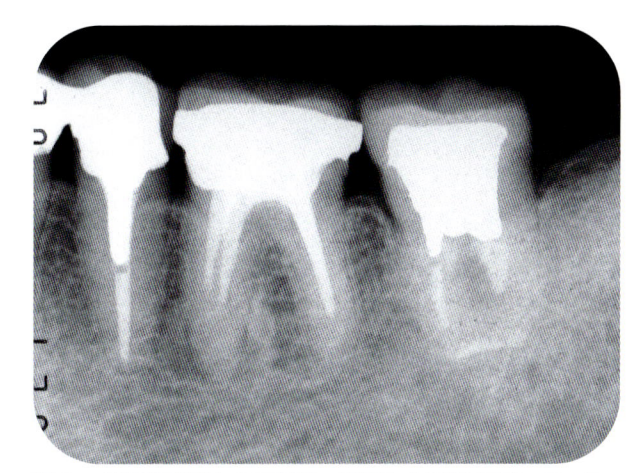

図8　意図的再植から10年後．安定した状態が続いている．

 意図的再植の歯周治療への応用は可能ですか？①

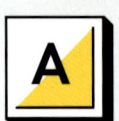 付着の喪失の原因がはっきりしない症例では最後の手段として意図的再植は選択肢として考えられるが，けっして予知性の高い処置ではない.

執筆：福場駿介

　深い歯周ポケットを有する歯の場合，歯周炎，歯根破折，セメント質剥離，外部吸収など，その原因が正確にわからない場面も多い.

　歯周病罹患歯への意図的再植は，残存する歯根膜量が健全歯と比較して少ないために，その予知性は低くなると考えられる. 驚くほど良好な結果が得られることもある[1, 2]が，けっして予知性の高い処置ではないため，十分なインフォームドコンセントと，うまくいかなった場合や術後にトラブルが生じた際にリカバリーができることも必要である.

症例　重度歯内‐歯周病変を有するホープレス歯に対して，外科的圧下術を行った症例（52歳，女性，非喫煙者）

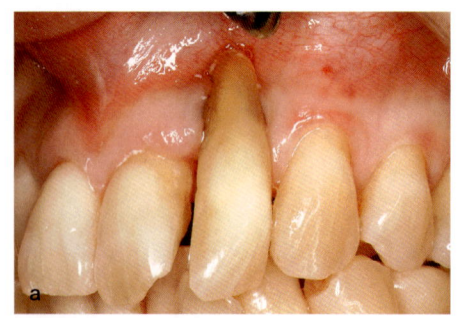

Mobility	2		
頬側 CAL	10	15	4
頬側 PPD	6	2	3
Tooth	2		
口蓋側 PPD	6	8	4
口蓋側 CAL	14	12	6

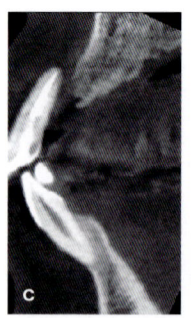 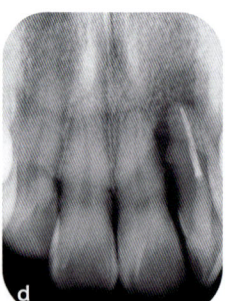 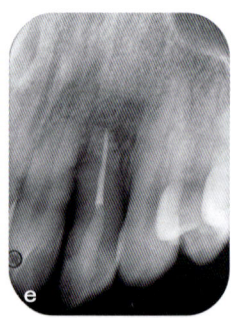

図1 a〜e　感染根管治療，SRP後，再評価時. 2 に著しい歯肉退縮および残存する深い歯周ポケットを認めた. CBCT上で根尖は歯槽骨から逸脱していることがわかる.

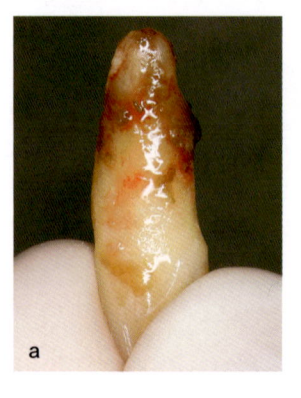 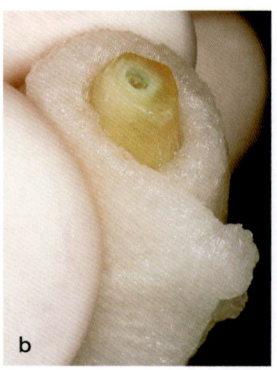 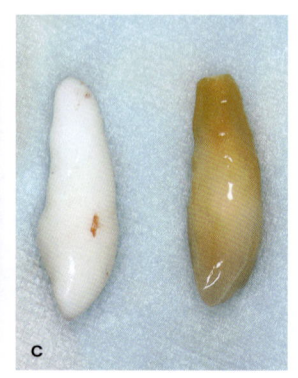

図2 a〜c　抜歯した歯根には部分的に歯根膜が残っているものの，根尖まで歯石の沈着が認められた. 歯根膜に愛護的に，拡大視野下にて残存する歯根膜以外の歯をデブライドメントし，歯根端切除を行った後，エムドゲインゲルを塗布した. CBCTのデータよりレプリカを用意し，ソケット形成に用いた.

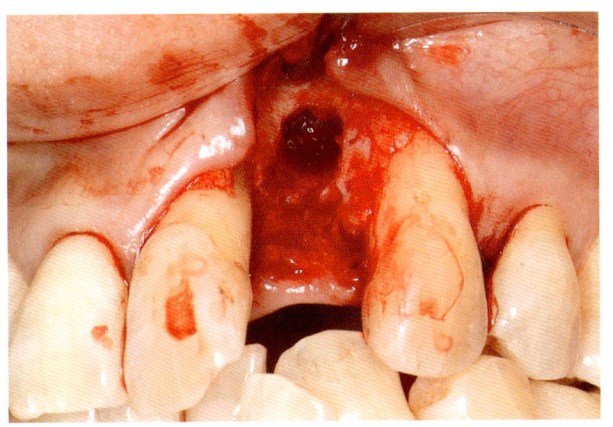

図3 フラップを翻転後，歯槽頂部からドリリングを行い，レプリカを試適しながら，ソケット形成を行った．形成時に非注水，低速のドリリングにより自家骨を採取した．

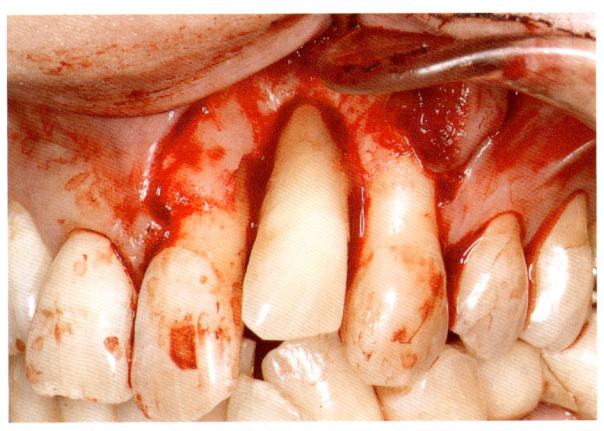

図4 抜歯した歯を根尖方向に圧下した位置で再植し，隣在歯とスーパーボンドにて固定した．歯の捻転も同時に修正している．

| 図5 | 図6 |

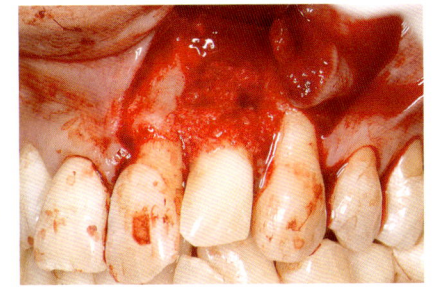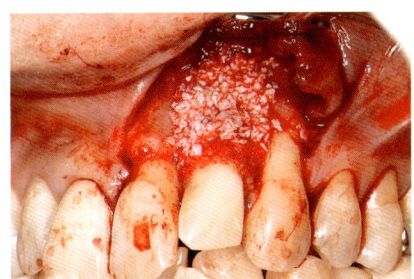

図5 歯根表面に採取した自家骨を充填した．
図6 その上に異種骨を充填した．

| 図7 | 図8 |

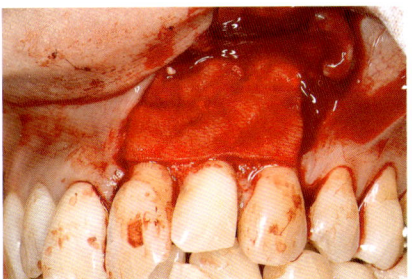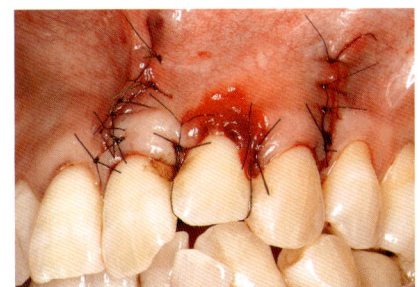

図7 骨補填材の安定のために吸収性コラーゲン膜を設置した．
図8 歯肉弁歯冠側移動術を行い，根面被覆も同時に行っている．

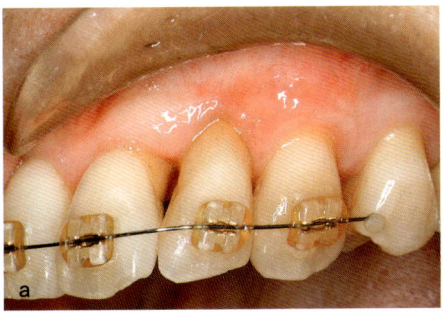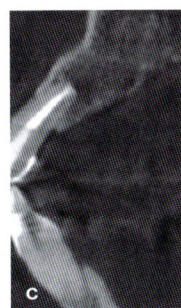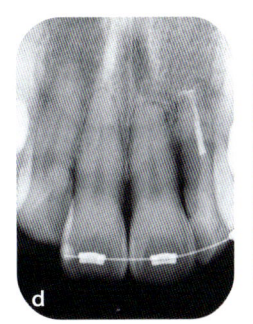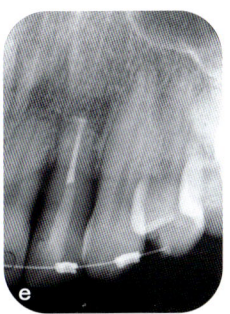

Mobility		0		
頬側	CAL	8	6	4
	PPD	3	2	2
Tooth			⌐2	
口蓋側	PPD	3	2	3
	CAL	5	5	6

図9a〜e 術後3年の状態．歯周組織は安定している．歯根周囲の不透過性も亢進している．矯正的挺出を行い，対合歯との咬合接触を与えているが大きな動揺の変化はなく，歯の移動が達成されたことでアンキローシスの可能性も低いと考えられる．

参考文献

1．Saida H, Fukuba S, Miron R, Shirakata Y. Efficacy of flapless intentional replantation with enamel matrix derivative in the treatment of hopeless teeth associated with endodontic-periodontal lesions：A 2-year prospective case series. Quintessence Int. 2018；49（9）：699-707.

2．Fukuba S, Ogawa Y, Strauss FJ, Saida H, Thoma D, Aoki A, Iwata T. The Apical Tooth Replantation with Surgical Intrusion Technique（ATR-SIT）for Regenerative Treatment of Hopeless Teeth：A Report of Two Cases. Int J Periodontics Restorative Dent. 2024 Jan 10；0（0）：1-27.

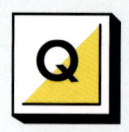

意図的再植の歯周治療への応用は可能ですか？②

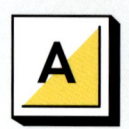

根尖を超えた骨吸収があり，かつ歯根の一部では付着が残っているような難治性のエンドペリオ病変を抱えた歯では，意図的再植により改善を狙うことができる．

執筆：斎田寛之

　陳旧化した歯内疾患由来エンドペリオ病変や歯周疾患由来エンドペリオ病変では，歯根の一部には根尖を超えた部分まで進行した重度の歯周炎が存在する一方で，それ以外の部分では付着が高位まで残存しているという病態を示すことがあり，残存した付着により動揺度もそこまで大きくないことがある．このような病態が進行した背景には，咬合性外傷などの関与が考えられるが，その対応として意図的再植を用いて歯の保存を行うことが可能である．

　たとえば，10mmを超えるアタッチメントロスをもつ患者を対象にしたケースシリーズが報告されている[1]．この文献では，40〜73歳までの計17名の患者の17歯に対して，それらを抜歯して感染源を完全に除去し，エムドゲインを塗布して，フラップレスで意図的再植を行った．その結果，2年経過後では著しい改善が見られ，生存率は94.12%，成功率は82.35%であった．その後も，複根歯や失活歯からの破折などで抜歯に至った歯もある一方で，現在も長期に保存できている歯も存在する（図1〜8）．

　つまり，抜歯をしなくても完全な郭清が可能な部位であれば第一選択は歯周組織再生療法である．しかし，死角ができるような部位では，意図的再植は確実な感染源の除去が可能なので，意図的再植を選択すべき症例といえる．

　陳旧化したエンドペリオ病変では，根管内も同時に感染している．歯根面だけの郭清では根管内の感染が象牙細管を伝って漏出する可能性もあるため，治療手順としては，まずは根管治療を行い可能な限り根管内の感染源を除去し，その後に意図的再植を行うべきである．そして，意図的再植で根尖孔外の起炎物質を除去した後も，根管内の無菌化に向けてそれが達成できるまで根管治療を行う．

　ただし，意図的再植で改善がみられたとしても，悪化前の状態に戻ることは困難である．2度以上の動揺が残存する場合は，適切な連結固定が必要と考える．

参考文献
1. Saida H, Fukuba S, Miron R, Shirakata Y. Efficacy of flapless intentional replantation with enamel matrix derivative in the treatment of hopeless teeth associated with endodontic-periodontal lesions : A 2 -year prospective case series. Quintessence Int. 2018 ; 49(9): 699 - 707.

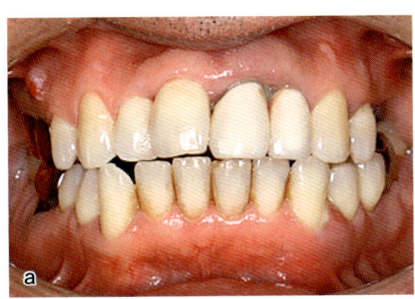

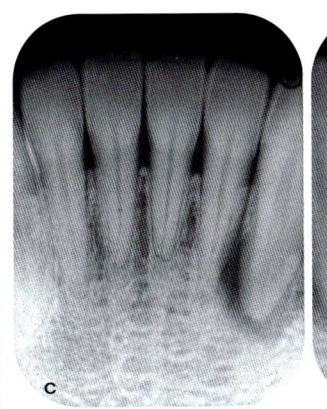

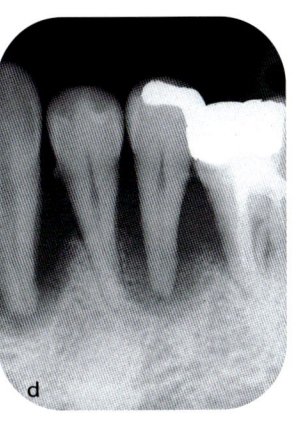

	3̄	
3	9	15
b 3	3	15

図1a〜d 初診時の口腔内写真，3̄部の歯周組織検査表およびデンタルエックス線写真．患者は60代，男性．全顎的に歯周病の進行が見られ，3̄には根尖を超える骨欠損が見られた．遠心の歯周ポケットは15mmであったが，近心の歯周ポケットは3mm，動揺度は1度強であった．

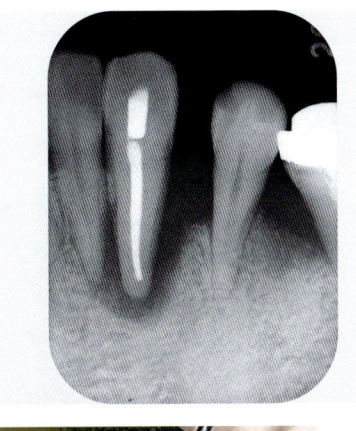

図2 初診から7か月後のデンタルエックス線写真．歯内疾患由来エンドペリオ病変との鑑別診断のため根管治療を行ったが，歯周ポケットや骨欠損に変化はなく，歯周疾患由来エンドペリオ病変と診断した．患者との話し合いのうえ，意図的再植により保存に努めることになった．

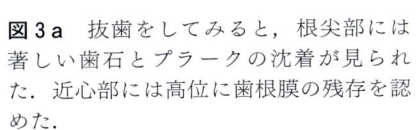

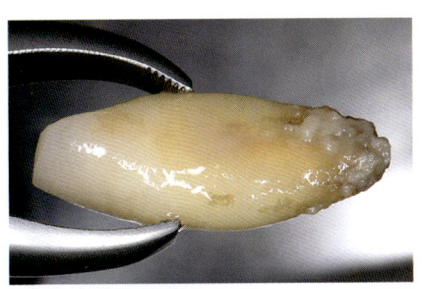

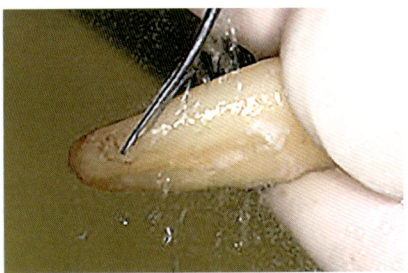

図3a 抜歯をしてみると，根尖部には著しい歯石とプラークの沈着が見られた．近心部には高位に歯根膜の残存を認めた．

図3b 拡大視野下で，生理食塩水が出る超音波スケーラーを使用して，歯石やセメント質の変性もていねいに除去した．

図3c 近心面．残存した歯根膜が見られる．傷つけず乾燥させないように留意した．

図3d 遠心面．エアーをかけて根面のセメント質の変性をチェックした．

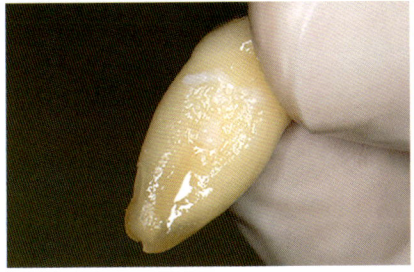

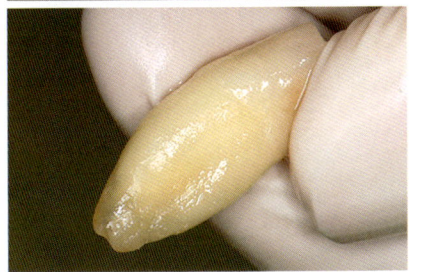

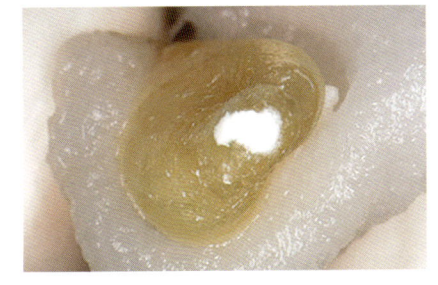

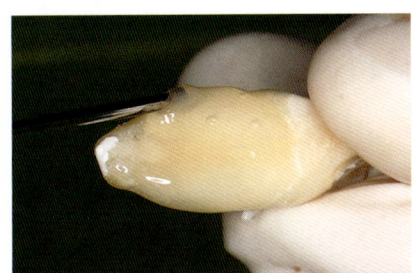

図4a 根尖部はスーパーボンド（EXラジオペーク，サンメディカル）で封鎖した．

図4b 残存歯根膜に触れないようにEDTA24％根面処理剤にて根面処理を行ったうえで，エムドゲイン（ストローマン・ジャパン）を根面に塗布した．残存歯根膜にも塗布し，しばらく留置した．

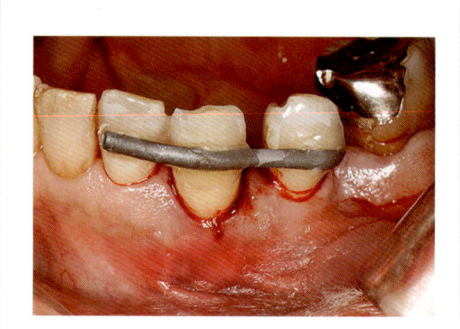
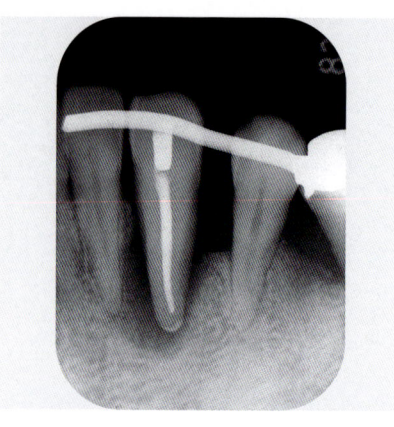

図5a, b 意図的再植時の口腔内およびデンタルエックス線写真．フラップレスの再植であり，抜歯後の抜歯窩は不良肉芽をよく掻爬した．そして，エムドゲインを塗布した歯を再植した．再植位置は，もともと挺出していたことを考慮して若干深めとし，ステンレス半円ワイヤー（サンコバルトクラスプ半円線）にて隣在歯と強固に固定した．

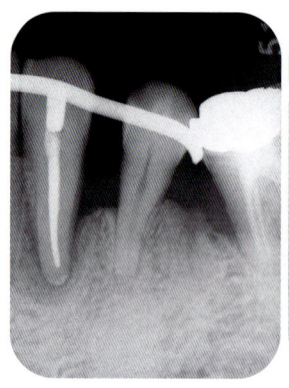
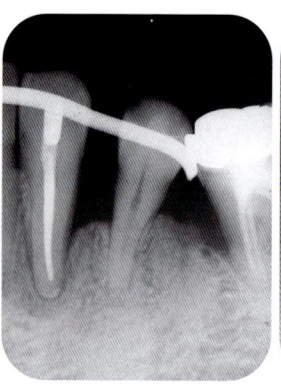
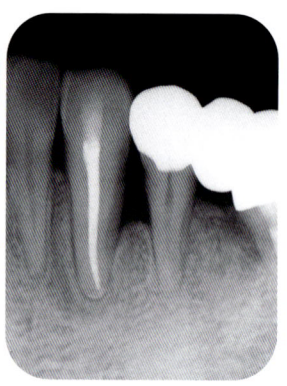

図6a〜c デンタルエックス線写真による再植歯の経過．3か月後（**a**）には，周囲の骨が寄り添ってきていることがわかる．6か月後（**b**）には，周囲骨はより明瞭となり，歯根膜腔も確認できる．1度ほどの動揺は認めるため，アンキローシスはしていない．14か月後（**c**）には，動揺も収束し固定を除去し，隣在歯とスーパーボンドの固定のみとした．歯槽硬線も明瞭に認める．

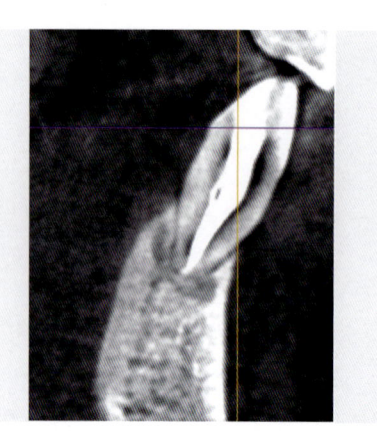
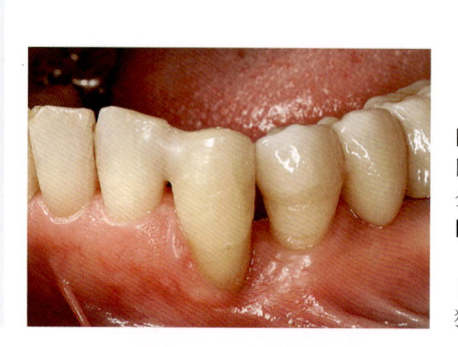

図7a 意図的再植14か月後のCT像．意図的再植時にプラークがたまっていた部分にも骨が寄り添っていることがわかる．**図7b** 同口腔内写真．再植歯と骨は寄り添っているが，失われた軟組織は回復していないため，FGGを行い角化歯肉を獲得した．

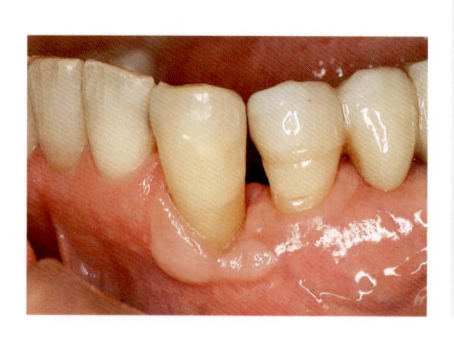
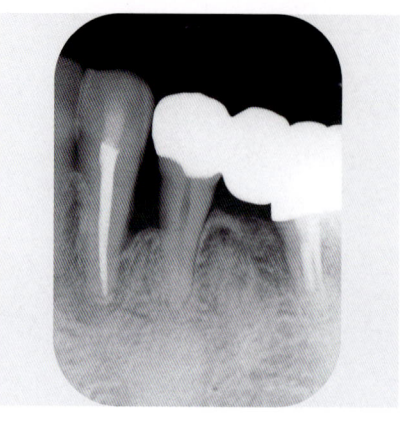

図8a, b 意図的再植8年経過時の口腔内およびデンタルエックス線写真．経過は良好である．

Q　外科的挺出のコツを教えてください

A　生物学的幅径や補綴時のフェルールを考慮して歯質を骨縁上に 4 mm 以上確保できるよう，必要であれば回転させ位置づけする．

執筆：佐藤俊一郎

　挺出には矯正的挺出と外科的挺出があるが，外科的であれば単純に引っ張り上げるだけではなく，回転させることができるメリットがある[1〜3]．その際，骨縁下で破折した残根の抜歯は容易ではないが，唇側歯槽骨を温存できるよう慎重に行う．

　歯冠修復を行う場合には，生物学的幅径の再確立と補綴時のフェルールを考慮して，移植歯の健全歯質を骨縁上にある程度確保する必要がある[4]．縫合で移植歯の周囲に糸を通して位置を保持するやり方もあるが，筆者は抜歯窩に β -TCPなどの吸収性の

良い骨補填材を入れて，砂の上に杭を挿すような方法で移植歯を位置づけている．骨補填材をあまりキツキツにしないで軽く乗せるイメージで，血流を阻害しないよう気をつけたほうが歯根膜の治癒には良いと考えている．

　治癒が確認できれば通常どおりに根管治療，支台築造へと進み，2か月で歯冠修復が可能になる．最終的な歯冠歯根比は悪くはなるが，臨床的には問題はない．

　その参考症例として，**図1〜8** を供覧する．

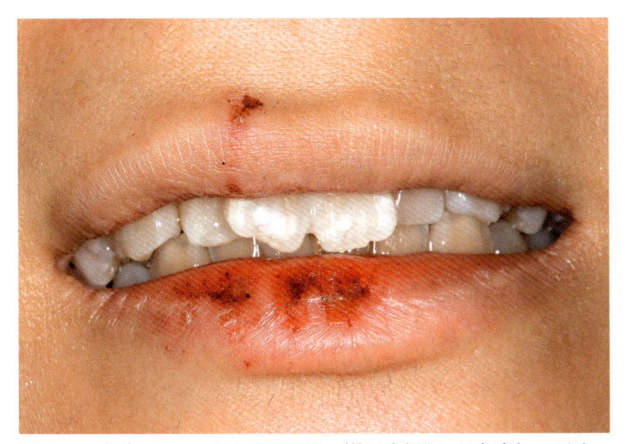

図1a　自宅でコードに足を引っ掛け顔面から転倒．口唇の擦過傷とともに上顎前歯を打撲．

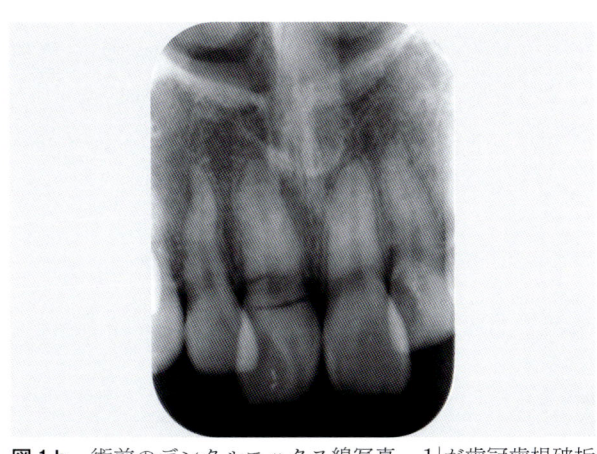

図1b　術前のデンタルエックス線写真．1|が歯冠歯根破折を起こし，動揺あり，自発痛・咬合痛あり．患者はまだ20代．

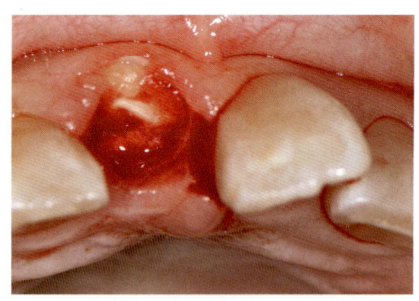

図2　唇側は歯頸部程度，口蓋側が歯肉縁下の深い位置にて破折.

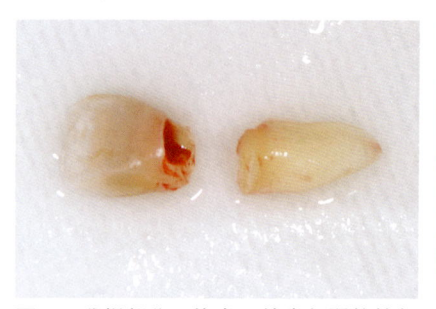

図3　残根部分も抜歯. 前歯部翼状捻転により将来的には矯正歯科治療を希望したため，現時点でインプラントやブリッジを選択することはできない. 外科的挺出でなんとか残根を活用したい.

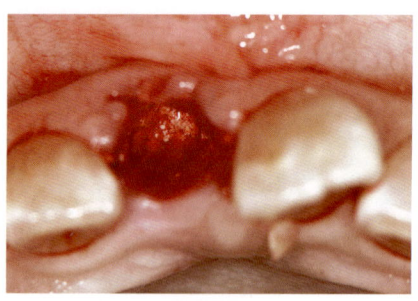

図4　最終的な補綴装置のフェルールを確保するため，残根をかなり高い位置で保持しなければならない. 抜歯窩にβ-TCPの骨補填材(オスフェリオン，オリンパス)を少しずつ詰めて，歯肉縁上に1.5mmは残根歯質が位置するよう調整.

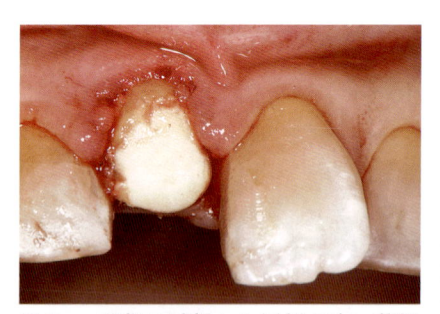

図5a　残根は破折した唇側の高い位置が口蓋側となるよう180°回転させて位置づけするのがポイント. 短いなりに歯質を最大限有効に使うための重要な工夫である.

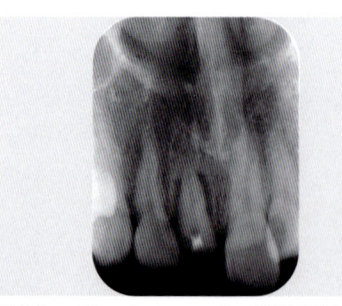

図5b　デンタルエックス線写真による最終的な位置の確認. 外科的にかなりの挺出量を瞬時に行えるのが強み.

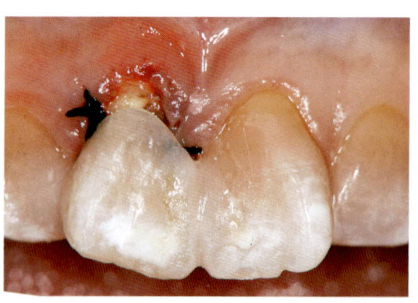

図6　骨補填材により残根が抜歯窩へもぐりこむ心配はないため，縫合は押さえる程度. 破折した歯冠部を調整し，治癒するまでの仮歯として利用する. すべてを無駄にしない.

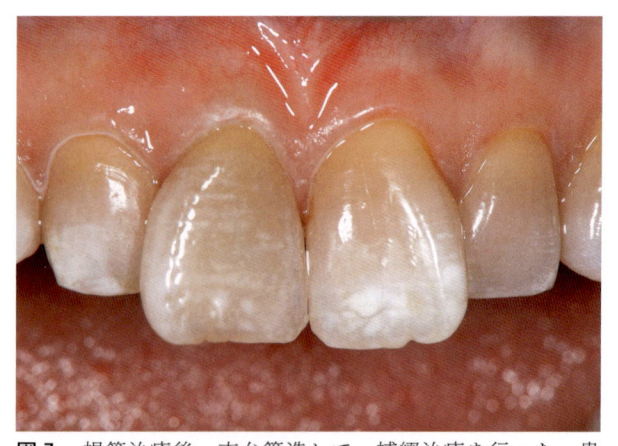

図7　根管治療後，支台築造して，補綴治療を行った. 患者が自費治療を希望したため，ニケイ酸リチウムガラスセラミックス(e.max)製クラウンを装着. 将来的には矯正歯科治療を予定している.

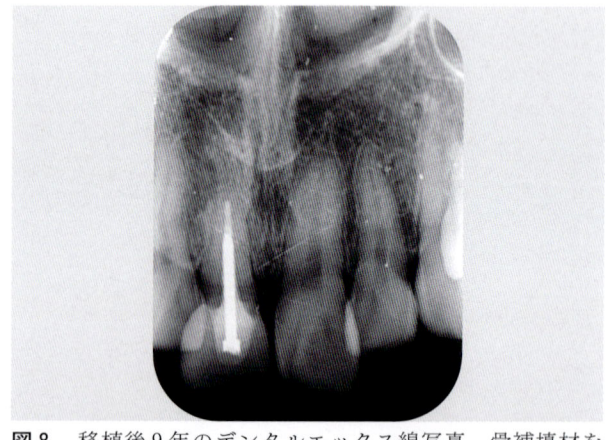

図8　移植後9年のデンタルエックス線写真. 骨補填材を入れた抜歯窩も治癒良好. 移植歯の歯根膜腔も確認できる. 確かに歯冠歯根比は悪いが，動揺もなく臨床的に問題はない. 患者はたいへん喜ばれている.

参考文献

1．月星光博. 外傷歯の診断と治療. 東京：クインテッセンス出版，1998；61-70.

2．Shimada T. Effect of Periodontal Ligament Curetted in Alveolar Socket for Autotransplantation of Tooth in Adult Monkeys. J Jpn Soc Oral Implantol. 1998；11(4)：492-500.

3．下地勲. 歯の移植・再植. 東京：医歯薬出版，2016：32-6.

4．Brandal JL, Nicholls JI, Harrington GW. A comparison of three restorative techniques for endodontically treated anterior teeth. J Prosthet Dent. 1987 Aug；58(2)：161-5.

あとがき

　この別冊が出版されるきっかけとなったのは，2024年7月に行われた第22回国際外傷歯学会世界大会である．

　筆者は思いがけず，この大会の大会長を務めることになったが，大会の意義の1つとして，多くの歯科医師に参加してもらい，外傷歯，自家歯牙移植の正しい知識と技術を深めてもらうことを目指した．その思いを実現するために，スタディグループの垣根を越え，多くの歯科医師に講演していただき，ディスカッションの場を設けることができた．

　自家歯牙移植に関する講演会場は，急遽サテライト会場を用意しなければならないほどの盛況ぶりであった．日本，そして世界における自家歯牙移植への注目度は日増しに高まっており，その意義や重要性を多くの歯科医師が実感していることだろう．

　一方で，まだ課題も残されている．この別冊に掲載されている質問に対する答については，必ずしもすべてにコンセンサスが得られているわけではなく，意見のばらつきが見られる．筆者個人としては，これまで世界中で蓄積されてきた知識と技術に基づけば，答は1つになると考えている．

　また，欠損補綴の第一選択としてインプラントを選ぶ歯科医師の多くは，自家歯牙移植を選択肢に入れていないと感じる．その理由を尋ねると，「自家歯牙移植はインプラントよりも難しそうだ」という声が多く聞こえる．確かに，自家歯牙移植にはインプラントのような規格性はないが，デジタル技術の進歩により，レプリカやステントを製作できるようになり，技術的なハードルは大幅に下がったといえる．

　こうした背景を踏まえ，この別冊は，できるだけ簡潔に日常臨床の疑問を解決する内容で構成した．もし自家歯牙移植についてより深く学びたいと考えている読者には，専門書を手に取っていただき，知識と技術を向上させることで，自家歯牙移植の成功と患者のQOL向上につなげていただければ幸いである．

2024年11月

泉　英之

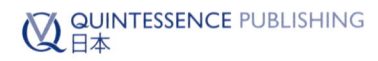

QUINTESSENCE PUBLISHING
日本

別冊the Quintessence YEARBOOK 2025

8ステップで学ぶ！　　自家歯牙移植Q&A

2025年1月10日　　第1版第1刷発行

監　　著　月星光博 / 泉　英之

著　　者　相宮秀俊 / 飯田吉郎 / 斎田寛之 / 佐藤俊一郎 / 月星太介 /
　　　　　月星陽介 / 平井友成 / 福場駿介 / 吉田健二 / Dick Barendregt /
　　　　　Eggink Edwin / Manfred Leunisse

発 行 人　北峯康充

発 行 所　クインテッセンス出版株式会社
　　　　　東京都文京区本郷3丁目2番6号　〒113-0033
　　　　　クイントハウスビル　電話(03)5842-2270(代表)
　　　　　　　　　　　　　　　　(03)5842-2272(営業部)
　　　　　　　　　　　　　　　　(03)5842-2275(編集部)
　　　　　web page address　https://www.quint-j.co.jp

印刷・製本　サン美術印刷株式会社